만지면 알 수 있는

복진 입문

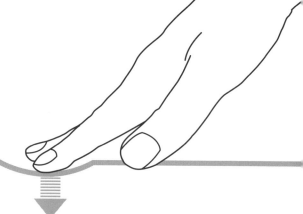

만지면 알 수 있는

복진 입문

: 배[腹]는 몸을 비추는 거울

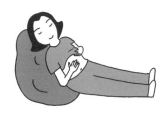

히라지 하루미 지음

이주관(한의사) · 장은정 옮김

청홍

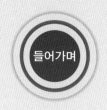

복진의 우수함을 전한다!

몇 년 전, 니치보출판사에서 《설진 입문(舌診入門)》을 출간했는데, 혹시 서점에서 본 적 있는 사람도 있을지 모르겠다. 이 책은 그 속편에 해당하는 책으로 '복진(腹診)'을 테마로 했다.

'복진'이 무엇인지 여러분은 알고 있을까?

전작 '설진'과 마찬가지로, '복진'은 환자의 몸 상태를 진단하기 위한 중요한 툴이다.

혀와 함께 배를 진찰하면, 그 환자에게 무엇을 해주면 좋을지 더 정확하게 알 수 있다.

게다가 아무것도 필요 없고 손만 있으면 된다.

이러한 이유에서 저는 이 복진의 우수함을 많은 사람에게 전해야겠다고 생각해 왔다.

하지만 필경 대부분의 사람들은 복진이 정확히 무엇을 하는 것인지 모를 테고, 나아가 그것을 자신이 직접 할 수 있으리라곤 상상도 하지 못할 것이다.

그래서 이 책에서는 누구나 할 수 있는 복진의 기초를 소개했다.

제1장에서는 독자적으로 발달한 한방계 복진의 역사를, 제2장에서는 복진의 방법을 그림을 통해 해설했다. 제3장에서는 복진을 통해 알 수 있는 대표적인 여덟 가지 배의 증상(복증)을, 제4장에서는 그것에 대처하기 위한 한약 그리고 제5장에서는 일상생활에서 가능한 배의 셀프케어를 설명하고 있다.

이렇게 복진과 관련된 종합적인 지식을 터득하여 일상의 건강관리에 도움이 되었으면 하는 바람이다.

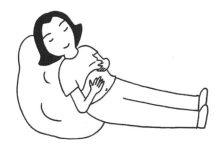

제2장 복진을 해보자!

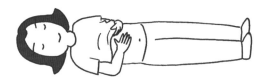

제3장 복진을 통해 알 수 있는 배의 증상[복증(腹證)]

여기를 누르면 OK 복진 경혈 일람

제4장 복증에 맞는 한약을 찾아보자!

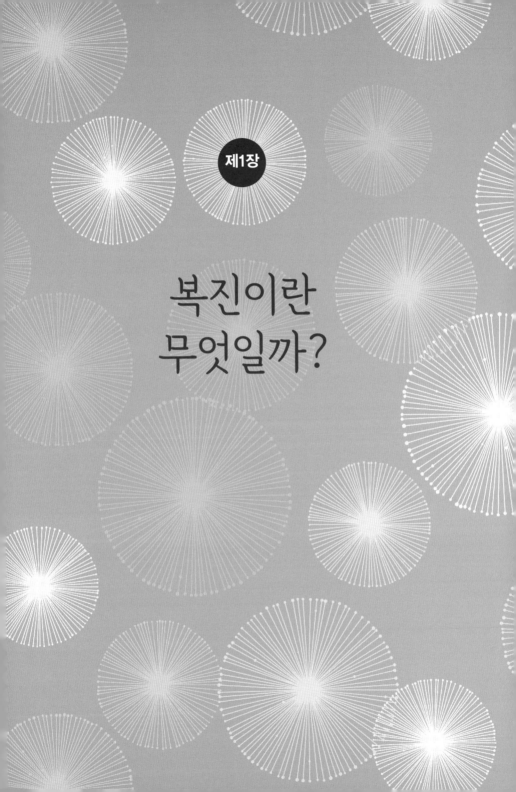

제1장

복진이란
무엇일까?

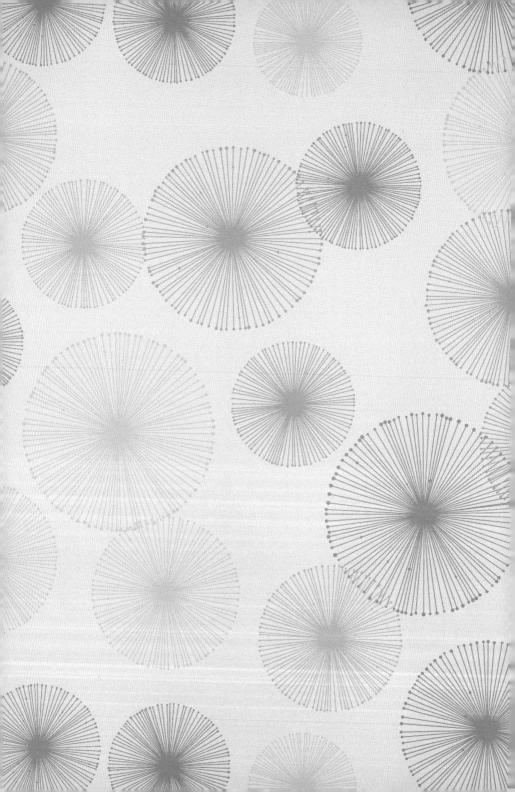

◎ '복진'은
한의학 진단 기술 중 하나

먼저 '한의학이란 무엇인가'에 대해 짚고 가자.

전작 《설진 입문》에서도 다루었듯이 '한의학'은 중국 고래(古來)의 의술을 말하는데, 다음을 종합적으로 조합해 치료한다.

- **탕액(湯液)** 한약
- **침구(鍼灸)** 침과 뜸
- **안마(按摩)** 몸을 주무르고 문질러서 몸의 상태를 조정하는 것
- **도인(導引)** 체조, 호흡법
- **양생(養生)** 식(食)양생 등을 포함한 일상생활 지도

그중에서도 양생은 식사, 수면, 마음가짐, 성생활, 입욕, 의복과 주거 등 모든 일상생활을 포함하는데, '첫째가 양생, 둘째가 약'이라는 말이 있을 정도다. 일상에서 이루어지는 양생은 가장 먼저 챙겨야 하며 잘 관리해 주어야 하는 부분이다.

한약을 복용하는 것만이 '한의학'은 아니다. 오히려 그에 앞선 진단과 그 진단에 대한 셀프케어에 해당하는 양생이 매우 중요하다고 볼 수 있다.

이러한 한의학 진단 기술 중 하나에 해당하는 것이 바로 '복진'이다. 내 침구원에 내원하는 환자들로부터 이런 이야기를 들은 적이 있다.

"병원에 갔는데 담당 의사는 계속 컴퓨터만 쳐다볼 뿐 나와 한 번도 눈을 맞추지 않았어요."

분명 검사 데이터를 근거로 치료 방법이 모두 결정되기에 환자를 손으로 짚어보거나 심지어 쳐다볼 필요조차 없는 것일 수도 있다. 하지만 조금 씁쓸한 이야기다.

한의학 진단에서는 있을 수 없는 일이다.

보고, 냄새를 맡고, 소리를 들어보고, 만지는 감각을 사용해서 진단을 내리고 환자의 이야기도 정중하게 듣는다. 진단 방법은 크게 네 종류가 있는데, 이를 **'사진(四診)'**이라고 한다.

- **망진(望診)** 안색과 혀의 상태를 보고 진단한다.
- **문진(聞診)** 목소리나 몸에서 나는 소리를 듣고, 냄새를 맡아 진단한다.
- **문진(問診)** 물어보고 답을 듣는다.

• **절진(切診)** 환자의 배를 만져보고(복진), 맥의 상태를 진찰한다(맥진).

'설진'은 혀를 보고 하는 진단으로 '망진'에 해당하며, 복진은 배를 '만져'보고 진단하기에 '절진'에 해당한다.

한의학의 고전 《황제내경》(중국 최고의 의학서로 여겨지며 《소문(素問)》과 《영추(靈樞)》로 나뉜다.)에서도 '한의학 진단을 내릴

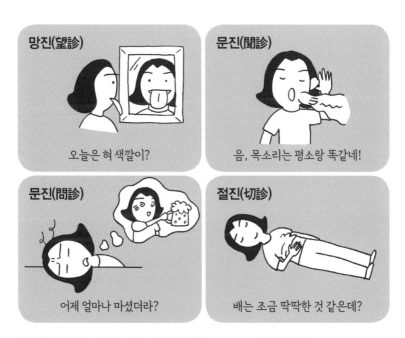

한의학에서 이루어지는 진단 방법 '사진'은 스스로도 해볼 수 있다.

때는 이 사진(四診)을 종합하여 주의를 기울여야 한다'고 촉구할 정도다. 이처럼 한의학에서는 사진을 통해 알아낸 것을 종합적으로 판단하여 진단해 나간다.

한의학에서 이루어지는 진단 방법 '사진'은 스스로도 해볼 수 있다. 그러므로 복진만 가지고 병명을 결정짓지는 않는다. 또 전문가가 아니더라도 여러분 자신이 스스로의 주치의가 되어 이 사진을 건강관리에 활용할 수 있다.

예컨대 거울 앞에 서서 얼굴빛이나 혀의 상태를 체크하는 '망진'을, 목소리 상태나 변과 소변의 냄새로 '문진(聞診)'을 할 수 있다. 그리고 복진과 맥진 등 '절진'까지 하면 현재 자신의 상태를 꽤 정밀한 수준까지 파악할 수 있다.

나아가 스스로에게 물어보는 '문진(問診)'을 통해 그날까지 어떻게 지냈는지, 조금 더 오랜 기간을 기준으로 그 기간의 생활이 어땠는지 등을 되돌아본다. 만일 어딘가 이상이 있다면 무엇이 원인인지 짐작 가는 부분을 찾을 수 있을 것이다.

복진의 좋은 점은 아무런 도구 없이 자신의 손만 가지고 할 수 있다는 것이다. 매일 의식적으로 자신의 신체를 체크하면 매일의 변화를 감지할 수 있다.

또 제2장에서 소개할 '복진 체크리스트'의 결과를 약국에 전달하면 더 알맞은 처방을 받는 데 도움이 된다. 매일 꾸준히 복진을

실시하면 그 처방이 효과가 있는지도 배 상태의 변화로 가늠해 볼
수 있다.

한방은 맞춤형 치료가 기본!

의료의 중심은 한방이었다. 그러나 메이지유신으로 말미암은
개국 후, '부국강병'이라는 슬로건 아래 한방도 서양의학에 밀려났
다. 그리고 현재 일본 의료의 밑바탕이 된 독일 의학이 채용되었
다. 그 경위에 대해서는 불명확한 점도 많지만, 커다란 이유 중 하
나로 전시(戰時)에 유용했기 때문이라는 이야기가 있다.

'들어가며'에서 언급했듯이 한방에서는 보고, 만지고, 이야기
나누는 과정을 통해 신중하게 진단이 이루어지기 때문에, 진찰 시
간이 걸리고 처방약과 치료법도 개인에 따라 다르다. 그러나 많은
부상자가 나오는 전시에는 천천히 시간을 들여 진단할 여유가 없
기에 일률적으로 정해진 검사를 통해 같은 약과 치료법을 써서 치
료하는 편이 효율적이었을 터다. 본래 외과적인 처치나 항생물질
을 사용하는 감염증에 대한 대처 등은 서양의학이 뛰어난 분야이

기도 했지만, 전쟁이라는 상황에서의 대응이 일본 의료의 바탕이 되었다 봐도 무방하다.

또 의사가 되기 위한 제도가 달라진 것도 이유로 들 수 있다. 옛날에는 시험이 따로 없어서 지망하면 누구라도 의사가 될 수 있었다. 물론 능력이 안 되면 환자가 오지 않기 때문에 스승 밑에서 배운 뒤에 개업을 했다.

그러나 의술개업시험제도가 도입되면서 시험에 합격해야만 의사가 될 수 있었다. 시험 내용은 모두 서양의학이었다. 그때까지 한방을 공부해서 의사가 되기란 불가능했다. 그 결과 어렵게 배워서 굳이 세간으로부터 '시대에 뒤떨어진 사람'이라는 냉담한 눈길을 받는 한방을 공부하는 의사는 사라지게 되었다. 이 경향은 제2차 세계대전 이후 더욱 짙어졌다.

'한방이 서양의학에 비해 뒤떨어진 것은 너무 낡아 써먹지 못하는 의학이었기 때문'이라고 생각하는 사람도 있을지 모르지만, 알고 보면 이러한 당시의 정책과 시대적 배경에 따른 영향이 컸다고 볼 수 있다.

그리고 오늘날 다시 한방이 주목을 받게 된 이유도 사실 여기에 있다.

현대에는 개인의 라이프 스타일이 다르고 병의 원인도 제각각인 경우가 많다. 그래서 같은 증상을 진단을 받아 같은 약을 복용하더라도 사람에 따라 낫지 않는 경우가 있다.

그래서 환자의 전체적인 몸 상태를 신중하게 진찰하며 이야기를 듣고, 원인을 함께 생각하여 올바른 진단과 치료 방법을 선택하는 일이 더욱 중요해졌다.

기성품이 아니라, 차분하게 시간을 들여 만든 오더 메이드.
스킨십과 대화가 풍부한 따스한 의료, 그것이 한방이다.

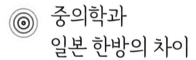

중의학과 일본 한방의 차이

현재 일본 내에서 이루어지는 한방은 크게 두 가지 유파로 나눌 수 있다. '중의학'과 '일본한방'이다. (내가 처음 몸 담았던 곳은 중의학 기반의 약국이었다.) 이 두 가지는 각기 장단점이 있다.

설명하기 시작하면 한이 없기에 진단에 관한 부분만 대략적으로 말하자면, 중의학에서는 '**팔강변증(八綱辨證)**'이라는 방법으로 증세를 음양, 표리, 한열, 실증으로 분류하여 치료 방법을 논리적으로 정해나간다. 게다가 설진과 맥진에 숙련되어 복진을 하는 일은 거의 없다. 여기에는 문화적인 배경도 영향을 주었다고 볼 수 있다.

중국 사람은 왜인지 배를 타인에게 보이는 것에 상당한 거부감을 느끼는데, 이 점도 복진(腹診)이 발달하기 어려운 상황이었음을 말해준다.

반면 일본 한방은 복진에 숙련되어 있다. 일본 한방의 근본이 되는 '**방증상대(方證相對)**'라는 사고는 종종 '열쇠와 열쇠구멍'의 관계로 비유된다.

예컨대 갈근탕이라는 '방(처방=열쇠)'에 대한 '증(병상=열쇠구멍)'은 '목에서 등까지가 뻣뻣하고 땀이 나지 않으며 한기가 있다'는 것이다. 또 '배의 이 부분에 단단한 응어리가 있으면 ○○탕' 하는 식으로, 그 사람 개인의 증상에 맞는 처방을 결정하는 데 실마리로 삼았다.

앞서 중의학에서는 복진을 거의 하지 않는다고 했는데, 현재 일본에서 이루어지는 한방계 복진은 쇄국 시기였던 에도시대에 독자적인 발전을 이룬 일본의 독자적인 진단 기술이다. 여기에는 무엇보다 에도시대에 등장한 한방계의 카리스마 의사, 요시마스 토도(吉益東洞)의 영향이 컸다고 할 수 있다. 그는 모든 병은 '독'으로 생긴다는 '만병일독설(萬病一毒說)'을 제창했다. 그리고 병의 근원이 되는 독은 배에 나타난다고 생각하여 복진을 특히 중시했다.

그럼 이어서 요시마스 토도와 일본 한방의 역사를 소개하기로 한다.

◎ 일본 한방의 선구자, 요시마스 토도

일본 한방의 기초를 세운 대표적 인물이라 하면 누가 뭐라 해도 에도시대의 카리스마 의사, 요시마스 토도다.

토도는 겐로쿠 15년(1702년)에 아키노쿠니 야마구치쵸(현재의 히로시마시 중구)에서 태어났다. 19세 때 의학을 지망하여 조부로부터 배운 뒤 '장중경(자기라는 설도 있다. 중국 후한의 의사이자 관료. 그 공적으로 의성이라고도 불린다)'이 저술한 《**상한론**(전통 의학의 고전으로, 급성 열성인 전염병 등에 대해 정리한 의학서)》을 유일한 스승으로 삼아 독학했다.

이 무렵부터 토도는 상식에서 벗어난 독창적인 사고를 했다고 한다. 예컨대 토도는 당시는 상식처럼 했던 임부의 복대가 불필요하다고 주장하고 출산을 원활하게 도와 호평을 받았다.

그리고 37세가 되어 자신의 의설에 자신이 생기자 큰 뜻을 품고 상경했다.

그러나 처음에는 의업만으로 생계를 유지하기 어려워, 인형 만들기 등 부업을 해서 겨우 생활을 꾸려갔다고 한다. 그 무렵 만들어진 인형은 오늘날도 '토도인형'으로 남아있다.

하지만 여전히 빈곤한 생활이 이어졌고 심지어 도난까지 당했다. 이때 토도는 단식을 하고, 앞으로의 운명을 하늘에 물었다. 그 성과였을까, 토도에게 커다란 기회가 찾아왔다.

44세 때 인형 도매상 할머니가 상한(급성 열성 질환)에 걸린 것을 알게 된 토도는 꼭 한번 진찰해드리고 싶다며 찾아갔다. 그리고 할머니에게 처방된 약을 보고 "이 처방도 나쁘지는 않은데 석고(石膏)는 빼는 게 좋겠습니다" 하는 말을 남기고 돌아왔다.

이 할머니를 진찰한 의사는 당시 도쿄에서 최고의 명의로 명성이 드높던 야마와키 도요(山脇東洋)였다.

도요가 다음 진찰 일에 할머니 집을 방문하자, 집에 있던 사람이 '사실은…' 하고 토도의 의견을 전달했다.

사실 도요 선생도 처방에 석고를 넣을까 뺄까 계속 망설이던 차였다. 그 점을 마침 토도가 짚어내자 '꽤 하는 놈이군…' 하고 생각했을 터다.

도요는 진찰이 끝나자마자 토도를 방문했고, 인형을 만드느라 톱밥투성이였던 방에는 《상한론》이 한 권 놓여 있었다고 한다.

이 한 번의 기회로 토도는 도요에게 인정을 받아 비약적으로 성장해 나간다. 도요는 출중한 솜씨를 인정하여 지위도 이름도 없는 토도를 등용했다. 이리하여 토도의 인형 가게는 도요와 인형 가게 주인의 원조를 받아 진료소로 바뀌었고, 그 후 환자의 수는 순조롭게 늘었다고 한다. 그 기량을 듣고 한방 입문을 희망하는 사람도 많아져, 토도는 이후 에도기의 한방의를 대표하는 명의 중 한 사람으로 이름을 떨치게 되었다.

◎ '만병일독설'과 '눈에 보이지 않는 것은 말하지 말라'

토도의 독자성은 난해했던 그때까지의 기존 의학을 '쓸모없는 공리공론'이라고 일축하고 자신만의 의설을 확립해 나갔다는 점에 있다.

그 의설의 기둥이 다음의 두 가지다.

'만병일독설(萬病一毒說)'

'눈에 보이지 않는 것은 말하지 말라'

만병일독설이란 '모든 병은 그저 독으로 생겨난다'는 사고다. 병이 생기는 원인은 어떠한 이유로 체내의 독이 작용하기 때문이며, 이 독을 독약으로 공격하여 구제하는 것이 치료라는 것이다. 그렇기 때문에 독을 제거하는 것이 만병을 근본적으로 치료하는 필수조건이었다. 실로 '독으로 독을 제압한다'는 뜻이다.

'독'이라고 하면 '독약'이나 '마시면 바로 죽는 것'을 떠올리는 사람도 있을 것이다. 여기서 토도가 말하는 독이란 매독과 같은 세균이나 잘못된 생활습관 때문에 체내에 발생한 '정체'와 같은 것을 가리킨다. 이 독을 빼내기 위해서는 주로 '한토하(발한·구토·설사 유도)'라는 방법을 사용한다.

이 독을 제거하기 위해 과격한 약물을 사용하는 일도 많았다고 한다. 예컨대 토도의 환자 중에는 매독 환자가 많았다고 알려져 있는데, 지금은 적절히 치료하면 생명에 지장이 없는 매독이 당시는 죽음에 이르는 병이었다.

에도시대에는 금원의학[중국의 금원 왕조시대(1115~1367)에 성립된 의학]이 중심을 이루며 널리 알려졌는데, 금원의학의 시대에는 매독이라는 병이 존재하지 않았기 때문에 의학서에도 나와 있지 않았고 구체적인 치료법 또한 없었다. 그래서 의사들은 치료에 실패할까 두려워 무난한 약만 사용했다. 이론은 훤히 알면서도 눈앞의 환자를 치료하지 못하는 일이 왕왕 있었던 것이다.

이에 토도는 분통을 터뜨리며, 그때까지의 의학 이론을 '쓸모없는 공리공론'이라고 일축했다. 그리고 수은제를 써서 매독을 치료하기 시작했다.

단, 여러분도 아는 바와 같이 수은은 중독 증상을 일으키는 맹독이다.

그야말로 독을 가지고 독을 제압한 것인데, 그 결과 심한 부작용이 나타나는 '명현'을 일으켜 일시적으로 증상이 악화되는 일도 많았다고 한다. 하지만 토도는 '명현 현상이 생겼다는 것은 약이 듣는다는 증거'라며 수은제를 주저하지 않고 사용했다. 이처럼 토도는 강한 신념을 가지고 치료에 임했으며 자신의 가족 또한 다른 환자들과 똑같은 방법으로 치료했다고 한다.

유감스럽게도 병의 힘이 강해 그쪽으로 기울 때는 최선을 다해도 잘못되기 마련인데, 토도는 그것을 두고 '천명'이라고 했다.

토도의 반대파는 '자신의 치료가 실패했음을 인정하지 않고 천명 운운하며 결과를 회피하고 있다'며 천명설을 비판했고, 이는 큰 논쟁을 불러일으켰다.

토도가 내세운 또 한 가지는 앞서도 언급한 '눈에 보이지 않는 것은 말하지 않는다'는 주의였다. 즉, '눈에 보이는 것, 손에 잡히는 것이 없으면 믿지 않는다'는 실증주의 입장에 있었다.

그러므로 만병일독의 '독' 또한 눈으로 보이는 것, 손에 잡히는 것이 아니면 없는 것으로 여겼다. 만일 몸속에 독이 있다면 그 증거는 체표에 나타나고, 또 그 대부분은 손으로 만질 수 있다고 보았다. 즉 복진을 통해 독의 유무를 확인할 수 있다고 제창한 것이다. 이 사고는 일본에서 복진이 발달하는 데 토대가 되었다.

또 환자의 맥을 짚어 진단하는 '맥진'은 습득하기가 어려운데, 맥진에 비해 복진은 '단단함', '차가움' 등을 누구나 비교적 쉽게 알 수 있다는 점에서 일본인의 기질과 맞아떨어진 측면도 있다고 할 수 있다.

토도는 약에 관해서도 실증주의를 일관했다. 하나하나 그 맛을 검증하여 약효를 확인했고, 책에 나와 있다 하더라도 직접 확인하지 못한 내용은 채용하지 않았다고 한다.

이 두 가지 기둥을 중심으로 한 토도의 의설은 단순하고 쉽게 이해할 수 있어서 절대적인 지지를 받아 입문 희망자가 쇄도했다. 이처럼 토도는 명실상부한 명의로서 일본 한방의 기초를 세운 인물이라고 할 수 있다.

물론 복진은 침구와도 관계가 깊다.

　이 책에서 소개하는 복진은 한방계 복진인데, 그 이전에는 다른 계통의 복진이 존재했다. 선종의 승이었던 미소노 무분사이(御園夢分齋)가 고안한 치료로 무로마치시대(1336~1573년) 후반부터 에도시대에 걸쳐 이루어졌다. 침구에서 사용되는 경락이론 대신 '어떤 병이든 복부 치료로 고칠 수 있다'는 사고가 기반을 이루고 있다.

　치료는 '**타침(打鍼)**'이라는 일본 고유의 침술로 이루어졌는데, 중국 침구에는 사용하지 않는 나무망치로 두꺼운 바늘을 때려서 복부에 자입(刺入)하는 방식이다. '무분[夢分]류'로써 퍼진 이 유파

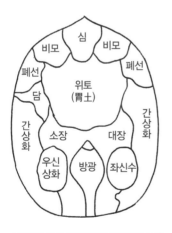

무분류복진도[夢分流腹診圖]

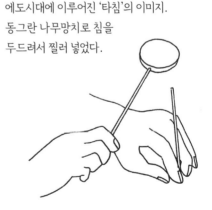

에도시대에 이루어진 '타침'의 이미지.
동그란 나무망치로 침을
두드려서 찔러 넣었다.

의 치료는 에도시대 중기 이후 관침(管鍼, 침을 관에 넣어, 그 끝을 손가락으로 두드려 놓는다)을 사용하는 스기야마[杉山]류가 크게 유행하면서 이후 쇠퇴한다.

◎ '복진'은 일본 한방의 진수!

내가 복진을 공부하기 시작한 것은 한방의 세계에 들어온 지 수년이 지나 한방의(韓方醫)인 테라시 보쿠소[寺師睦宗] 선생님을 사사하게 되면서부터다. 하지만 테라시 선생님 문하에서 공부하기까지 복진에 대한 인식은 '그런 진단이 있구나' 하는 정도였다.

나는 약학대학을 졸업한 뒤 중의학을 기반으로 한 약국에서 근무했다. 그곳에서 수년간 임상을 경험하는 동안 처방을 선택하고 치료 방침을 세우는 데, 중의학에 따른 진단·치료만으로는 한계가 있음을 느끼게 되었다. 그때부터 일본 한방도 배워야겠다는 마음이 싹트기 시작했다.

중의학은 이론적으로는 명확하여 이해하기 쉽지만, 실제 임상에서는 이론이 적용되지 않는 사례도 많아서 모든 진단·치료를 커버하기는 어렵다. 또 사용하는 생약의 양도 일본의 2~3배 이상이었다.

반면 일본 한방은 그 사람의 전체적인 상태를 진단하는 요소가 크기 때문에 감기나 인플루엔자 등의 전염성 급성 질환을 파악하기 쉽다는 장점이 있다. 하지만 한편으로는 '자신의 체험만 믿되 눈에 보이지 않는 것은 믿지 않는다'는 사고 하에 이론을 경시하는 경향이 있어서 그때그때 되는 대로 가기 쉽다는 결점이 있다. 양쪽 다 일장일단이 있기에 '양쪽의 좋은 부분을 융합하면 이상적인 치료법이 되지 않을까?' 하고 생각한 나는 당초 독학으로 일본 한방을 공부하기 시작했다.

그런데 복진을 빼고는 설명이 되지 않을 만큼 어느 책을 봐도 복진에 대해 나와 있었다.

하지만 유감스럽게도 약국에서는 환자의 몸에 손을 대어 진단하는 것이 불가능하기에 복진을 접해 볼 기회가 없었다. 상황이 그렇다 보니 실제로 배를 만져보는 느낌을 책에서 읽어서만 가지고는 상상하기 어려웠다.

중의학만 가지고 진단·치료를 했던 무렵에는 체계가 이로정연(理路整然, 의논이나 말이 사리에 잘 통하고 정연한 모양)했기에 선생님에게 직접 의술을 전수받는 전통적인 사제 관계가 크게 필요하지 않았다. 하지만 감각적인 부분도 크게 차지하는 복진(일본 한방)을 배우려면 아무래도 스승이 필요하겠다는 생각이 들었다.

'기왕 공부할 바에 좋은 선생님 밑에서 배우고 싶다. 일본 한방의 진수인 복진을 잘하는 선생님이면 좋겠다….'

이렇게 생각하던 차에 테라시 선생님의 강의를 들을 기회가 있었다.

연애가 그러하듯 제자와 스승의 관계에도 상성(相性)이라는 것이 있다고 보는데, 테라시 선생님을 만났을 때 '내 한방 스승님은 이분이다!' 하고 직감했다.

그리고 나는 곧 선생님이 주재하는 한방교육원에 들어갔고, 선생님이 운영하는 불임증 전문 의원 겐와도[玄和堂]서 복진을 직접 전수을 받는 행운을 얻었다.

◎ 복진을 배우러 한방교육원에 입문

불임증 치료로 유명한 테라시 선생님은 한방 세계의 대가라고 할 수 있는 분이다. 6천 명 이상의 불임환자가 임신이 되도록 길을 터주었다. 유감스럽게도 2018년 2월, 95세의 나이로 세상을 뜨셨지만, 진료를 은퇴한 후도 만년까지 집필과 교육 활동에 온 힘을 쏟으셨다.

오늘날 한방이 재평가되고 있지만, 선생님이 한방 전문 의원을 개업했을 당시는 전후 한방 탄압 운동의 종파의 세력이 강해서 일가친척이 이를 걱정해 만류하러 왔을 만큼 한방에 대한 편견이 있던 시절이었다. 그래서 상당히 고생을 하셨다고 한다.

테라시 선생님의 전문 분야가 처음부터 불임증이었던 것은 아니다. 언젠가 불임으로 고민하는 환자가 한방 치료 덕에 임신을 하고는 매우 기뻐하는 모습을 보고, 불임을 전문적으로 치료해야겠다는 생각을 했다고 한다. 마침 불임증이 늘어나던 시기이기도 했는데 텔레비전 방송을 탄 후에는 선생님 진료를 받기 위해 환자들이 2년 대기해야 했던 시기도 있었다고 한다.

이 불임증 치료에 꼭 필요한 것이 '복진'이다. 배의 어디가 '얼마만큼 단단한가', '힘이 들어가지 않는가' 등을 복진으로 진단하여, 그것을 바탕으로 치료 방침을 결정한다.

겐와도에서의 연수는 매회 내 눈을 뜨게 해 준, 충격적이면서도 즐거운 배움의 시간이었다.

선생은 불과 몇 초 동안 환자의 배를 만져보고 '배가 단단하네 – 돌 같은 여성', '상당히 차네 – 얼음 여성'이라는 식으로 말하며 단숨에 처방을 결정해 나갔다. 선생님의 손끝에는 마치 무슨 정밀 기계에 뒤지지 않는 센서가 있는 것만 같았다.

맥과 혀의 상태만으로는 알기 어려운 것도 배를 만져보면 일목요연이 아니라 일촉요연, 순식간에 처방이 결정되곤 했다.

이러한 경위로 복진에 대한 공부를 시작했는데, 배우면 배울수록 복진이 많은 것을 가르쳐 준다는 점을 깨닫게 되었다.

그리고 맨 앞에서도 언급했듯이 복진을 한방 처방을 내리기 위해 전문가만 사용한다면 아까운 일이다. 일반 사람들에게도 널리 알려서 평소 건강관리의 수단으로 활용할 수 있으면 좋겠다고 생각했다. 그래서 이 책에서는 한방의 진수라 할 수 있는 '복진'을 테마로 했다.

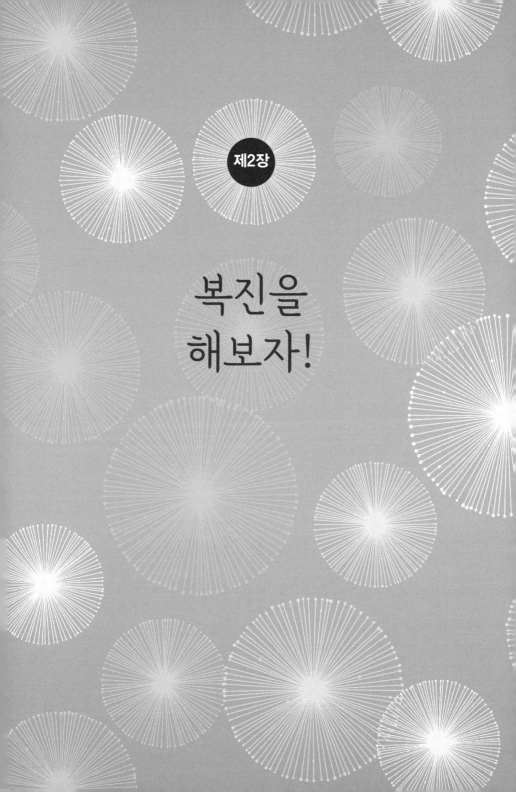

제2장

복진을
해보자!

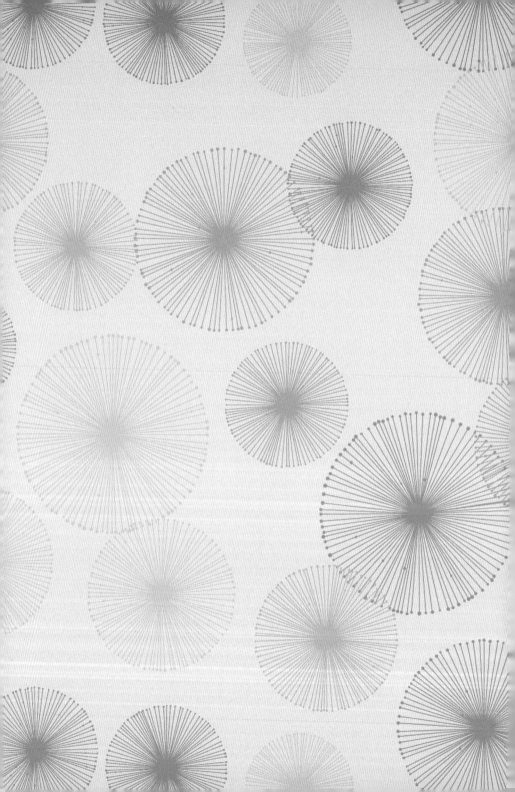

◎ 복진으로
알 수 있는 것

배를 만져서 몸과 마음의 상태를 알 수 있는 '복진'. 복진은 선천적인 체질과 성격, 걸리기 쉬운 병 등 다양한 것을 가르쳐 준다. 그 일부를 소개하면 다음과 같다.

- 위장 상태
- 마음 상태
- 난소와 자궁 등 부인과계 상태
- 선천적인 체질과 성격
- 걸리기 쉬운 병

복진에서는 복부를 촉진해 명치에서 하복부(서혜부)까지의 상태를 진찰한다. 그로부터 몸속의 어디에 문제가 있는지 판단하고 그 후 치료 방침을 세우는 데 근거로 삼는다.

배를 만진다니 정확히 무엇을 하는 것인지 맨 처음에는 전혀 감이 잡히지 않을 수 있다. 하지만 익숙해지면 뼈와 피부, 근육의 상태로 다음과 같이 다양한 것을 판단할 수 있게 된다.

- 늑골이 붙어 있는 형태를 보면 살찌기 쉬운 체질인지, 마르는 체질인지 등 본래의 체질을 알 수 있다.
- 피부(표피나 그 밑의 진피)의 상태를 보면 기의 순환이나 위장의 작용을 알 수 있다.
- 복직근(다리처럼 늑골에서 서혜부를 이으며 뻗어 있는 긴 근육)의 긴장 상태를 보면 현재 몸의 건강 상태, 본래의 성격 등 다양한 것을 알 수 있다.
- 더 나아가 조금 더 몸속을 탐색하듯 만져보면 위장(胃腸), 간장(肝臟) 등 장기의 상태도 확인할 수 있다.

때때로 배에 손을 대기만 해도 간지러워하는 사람이 있는데, 이 경우는 본래 체질이 허약하거나 몸이 상당히 약한 상태로 판단한다.

또 만질 때 느껴지는 냉기나 온기로 몸의 한열(寒熱)을 알 수 있다. 위(胃) 부분만 차가운 사람도 있는데, 대개는 음식이나 식사법에 문제가 있는 경우다.

만졌을 때 응어리가 있거나 통증이 느껴진다면 피가 정체되어 있는 것일 수 있다. (어혈) 이때는 응어리가 하복부의 어디에 있는가에 따라 처방이 결정되기도 한다.

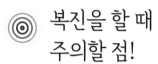

복진을 할 때 주의할 점!

스스로 복진을 할 때는 몇 가지 주의사항이 있다.

1 복진은 진단 방법의 하나

먼저 착각하지 말아야 할 것은 복진은 한방적인 '진단'일 뿐 '치료'나 '케어'는 아니라는 점이다.

자기 몸의 경향을 파악하고 어디가 약한지 발견하여 조기에 대처하기 위해 하는 것이다. 여러 가지 복증(腹證, 배의 상태)과 이에 대응하는 양생법은 제3장에서, 적합한 한약은 제4장에서 소개한다.

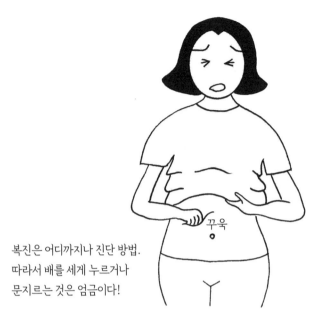

꾸욱

복진은 어디까지나 진단 방법.
따라서 배를 세게 누르거나
문지르는 것은 엄금이다!

② '장시간' '센 힘으로' '누르거나 문지르는 것'은 엄금!

복진은 배의 촉진을 통한 진단 방법인데, 배를 오랜 시간 꾹꾹 누르는 것은 절대 금물이다. '지나친 것보다 미치지 못함이 낫다'고 했다. 무엇이든 지나치면 해가 되는 법이다.

이전에 배를 문지르는 건강법 중 하나로 '장(腸) 문지르기'라는 것이 유행했다. 멍이 퍼렇게 들 정도로 세게 눌러서 복통을 일으키기도 하고, 과도하게 문질러서 장염전(腸捻轉, 장관의 일부가 꼬이거나 매듭이 생기는 상태)을 일으킨 예도 있었다고 한다.

실제로 어느 정도의 강도로 누르는 것이 적당한가는 이후에 설명한다.

③ 복진, 이럴 때는 피하자

다음과 같은 경우라면 복진을 하기 전에 신속히 의료 기관을 찾아 진찰을 받기 바란다.

- 만지기 전부터 아프다.
- 손을 대기만 했는데, 뛰어오를 만큼 아프다.
- 갑자기 통증과 부종이 생겼다.

충수염, 장폐색, 자궁 외 임신, 난소농종 등 긴급한 처치가 필요할 가능성이 있다. 단, 평소 복진을 해왔다면 갑자기 생긴 것인지 이전부터 그랬던 것인지 알 수 있다. 그러므로 평상시에 자신의 몸을 관찰하여 잘 알아두는 것이 중요하다.

④ 임신일 가능성이 있을 때 주의할 점

임신 중, 특히 임신 초기에는 배의 상태가 보통 때와는 완전히 달라지는 경우가 많다. 배를 강하게 눌러서는 안 되지만 복진을 잘 활용하면 임신 중에 생기는 다양한 증상을 예방할 수 있다. 임신하면 명치〈심하(心下)〉주위에 압박감을 느끼거나 명치를 누를 경우 압통을 느끼기도 한다. 또 그 부위가 놀랄 만큼 차가워지기도 한다. 입덧이 시작되면 목 넘김이 좋은 찬 것만 먹는 것이 원인일 때가 많은데, 다음과 같은 방법으로 편하게 지낼 수 있게 되기도 한다.

- 잘 씹어서 먹는다.
- 백탕 등 가급적 따뜻한 것을 마신다.
- 배에서 발까지를 따뜻하게 한다. (배가리개, 레깅스, 레그워머 등)

복진을 할 때는 하복부를 강하게 누르지 말고, 명치에 냉기나 압통이 있는지 확인하는 것이 좋다.

◎ 시작하자! '복진'

그럼 이제부터 복진하는 방법을 알아보자.

순서 1 준비

손이 차다면 먼저 손을 따뜻하게 한다. 따뜻한 물, 따뜻한 페트병을 이용해 손으로 몸을 만질 때 차갑게 느끼지 않을 만큼 따뜻하게 한다.

자신의 배를 직접 만지는 경우, 배가 보이도록 상체를 약간 일으켜 앉은 상태에서 시작한다. 단, 복근에 힘이 들어가면 배 본래의 상태가 단단한지 부드러운지 알 수 없으므로 다음과 같은 방법을 이용하면 좋다.

- 복근에 힘이 들어가지 않는 각도까지 상반신을 일으킨다.
- 소파나 좌식의자처럼 등받이가 있는 의자를 사용한다. (기대어서 체중을 등에 싣고 복근의 힘을 뺀다)

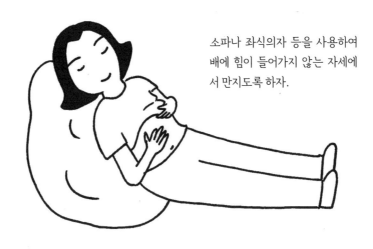

소파나 좌식의자 등을 사용하여
배에 힘이 들어가지 않는 자세에
서 만지도록 하자.

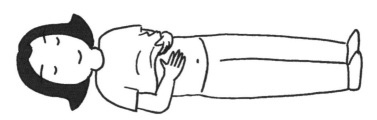

익숙해지면 누운 상태에서도 할
수 있게 된다. 아침에 눈을 뜨면
이불 위에 그대로 누운 채 복진을
하는 것도 좋은 방법이다.

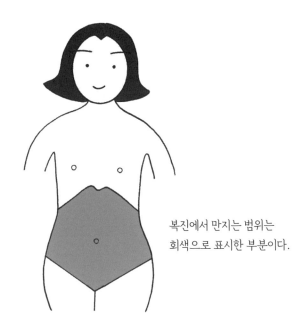

복진에서 만지는 범위는
회색으로 표시한 부분이다.

순서 2 배 전체를 관찰한다

옷을 걷어 올리고 배에 직접 손을 댄다. 복진으로 관찰하는 '배'
의 범위는 위로는 늑골 밑에서 아래로는 서혜부에서 치골 위 부근
까지를 가리킨다. 그 부위의 피부에 윤기가 나는지, 표면이 솟아
있거나 쑥 들어간 부분은 없는지 관찰한다.

이상적인 배의 상태란 '갓 쳐낸 찹쌀떡과 같은 배', 즉 다음과
같은 상태가 이상적이다.

- 적당히 부드러우며 탄력이 있다.
- 매끈하고 윤기가 난다.
- 따뜻하다.
- 끈적거리거나 거칠지 않고 적당히 습기가 있다.

단 이런 이상적인 배를 지닌 사람은 좀처럼 찾기 힘들다. 대체로 다음과 같은 상태가 아닐까?

- **일부에만 털이 자라 있다** 약한 부위다. 호흡기(呼吸器)가 약하면 가슴과 어깨에. 위장(胃腸)이 약하면 배꼽 주변에 산모(産毛, 배냇머리)가 자라난다.
- **쑥 들어가 있다** 약한 부위다. 기가 잘 순환하지 못해 그 부분을 지키는 힘이 떨어진 상태다.
- **튀어나와 있다** 불필요한 무언가가 차있는 부위다.
- **다른 부분과 색이 다르다** 색이 허옇거나 누런색, 검은색을 띤다면 그 부위가 약하다는 뜻이다. 몸의 상태에 따라 색이 짙어지거나 옅어지는지 그 변화를 관찰한다.

또 증상은 아니지만 다음과 같은 경향도 있다.

- **늑골의 각도가 넓다** 식욕이 왕성하고 방심하면 금세 살이 찐다. 특히 상반신에 살이 잘 찌는 사람.
- **늑골의 각도가 좁다** 마르고 식욕이 없으며 많이 먹어도 살이 찌지 않는다. 무리해서 먹으면 몸 상태가 무너진다.

순서 3 배의 전체를 위에서 아래로 쓸어내린다

손가락에 힘을 싣지 않은 상태로 배 전체를 어루만진다. 표면에 닿을 듯 말 듯 압력을 주며 손바닥 전체를 가볍게 대고 위에서 아래를 향해 쓸어내린다. 천천히 어루만졌을 때 특별히 간지럽거나 안 좋은 느낌이 드는 부위가 있다면 대개는 그곳이 약한 부위다. '끈적끈적, 거칠거칠, 까슬까슬'한 감촉을 느껴보자.

그리고 그 결과를 권말에 있는 '복진 체크리스트'에 기입하고, 매일 어떻게 달라지는지 관찰해 나간다.

예컨대 배가 다음과 같을 때는 주의해야 한다.

'끈적끈적한 배'는 피부 표면에 땀이 배어나와 있는 상태다. 기(氣)의 작용이 부족하면 모공을 제대로 닫아주지 못한다. 그 결과 다음과 같은 악순환이 일어난다.

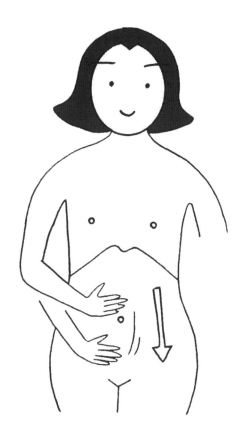

배를 어루만질 때 포인트!

① 손가락에 힘이 들어가지 않도록 한다.

② 위에서 아래로, 전체를 어루만진다.

③ 부드럽게

모공에서 땀과 함께 기가 새어 나간다.

땀이 몸을 식힌다.

기허가 진행된다.

'**기허(氣虛)**'란 한의학에서 쓰는 말로, 사람이 살아가는데 필요한 에너지인 '기(氣)'가 부족한 상황을 말한다. 의욕이 없고, 항상 늘어지고, 쉽게 피로해지고, 몸이 냉하고, 감기에 쉽게 걸리는 것은 모두 기허에 따른 증상이다. 한의학에서 기가 만들어지는 곳은 위(胃)라고 여긴다. 따라서 위가 차면 기를 충분하게 만들 수 없어서 기허 상태가 된다.

배가 거칠거칠하다면 표피에 기가 도달하지 못했거나, 냉기 때문에 모공이 닫혀 단단해진 상태다. 오톨도톨한 '닭살 피부'는 혈액이 끈적거려서 정체한 어혈 상태인 경우가 많다.

명치에서 배꼽 위 부근까지가 차다면 위가 냉한 상태다. 위하수인 사람은 더 아래쪽까지 냉해지기도 한다.

순서 4 더 자세히 관찰한다

전체를 진찰했다면, 다음으로 복진에서 중요한 포인트를 누르며 진단해 나간다. 여기서부터는 무릎을 펴고 똑바로 누운 자세에서 하면 좋다.

집게손가락에서 새끼손가락까지 네 개를 모아서 손가락 끝의 볼록한 면으로 배 전체를 눌러 나간다. 커다란 원을 그리듯이 배 전체를 천천히 누른다. 좌우 어느 쪽부터 시작해도 상관없다!

❶ 명치 밑에서 시작하여 제일 밑에 있는 늑골을 따라 내려간다.

❷ 서혜부에서 아랫배를 지나 반대쪽 서혜부로, 다시 늑골을 지나 원래 자리로 되돌아온다.

❸ 배꼽 위아래를 직선상으로 탐색하듯 하여 정중심(正中芯)의 (91페이지) 유무를 확인한다.

❹ 배꼽 대각선 아래의 어혈압통을 (95페이지) 확인하고 종료한다.

늑골을 따라가며 배꼽과 흉골 아래의 사이, 배꼽 주위(엄지손

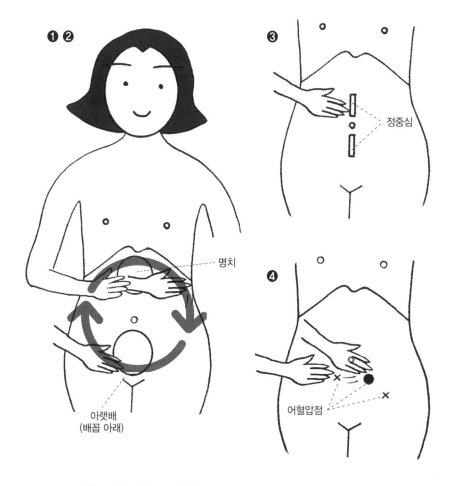

❶ ❷

명치

아랫배
(배꼽 아래)

❸ 정중심

❹ 어혈압점

배를 누를 때의 포인트!

- 손가락 끝 볼록한 면을 이용
- 원을 그리듯 전체를 천천히
- 나쁜 감각이 있는 부위를 기억해 둘 것
- 명치(심하)를 손가락으로 톡톡 두드려서 물소리가 나면 위내정수 (86페이지)

가락 1개분) 위, 대각선 아래(제대〈臍帶〉), 아랫배(배꼽 밑 · 손가락 네 개분) 서혜부 등의 포인트를 눌러서 냉한 정도, 통증, 박동의 세기를 확인하고, 만졌을 때 안 좋은 느낌이 든 부위는 기억해 둔다.

◎ 배를 만질 때의 포인트!

손가락을 약 45도로 기울여서 손가락이 1~2cm 정도 들어갈 만큼의 힘으로 누른다. 힘을 너무 세게 실으면 안 된다.

55페이지의 그림에서는 복진 시 누르는 곳에 위치한 내장이나 근육을 나타냈다. 자신이 누르고 있는 부위에 무엇이 있는지 알면 몸의 상태를 감지하기가 더 쉬울 수 있으니 참고하기 바란다.

둥글리면서 탐색하면 위험한 경우도 있으므로 한 곳당 약 3초에 걸쳐 천천히 수직으로 누르고, 통증이 느껴지면 그 이상으로 힘을 가하지 않도록 하자.

갑자기 꾹 누르는 것도 위험할 수 있으므로 한 곳당 3초 정도 천천히 손가락을 눌러 넣는다.

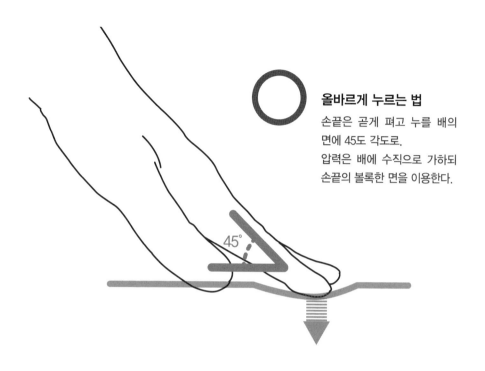

올바르게 누르는 법

손끝은 곧게 펴고 누를 배의 면에 45도 각도로.
압력은 배에 수직으로 가하되 손끝의 볼록한 면을 이용한다.

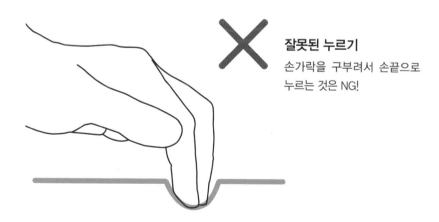

잘못된 누르기

손가락을 구부려서 손끝으로 누르는 것은 NG!

같은 곳에 힘을 가해 여러 번 꾹꾹 누르는 일이 없도록 하자. 특히 아픈 부위나 위화감이 있는 부위는 기억해 두자. 수성펜으로 표시해 두었다가 후에 거울로 위치를 확인하는 것도 좋은 방법이다.

멍울이나 응어리가 만져지더라도 문질러서 풀어주려고 하지 말자. 앞서 이야기했듯이 복진은 마사지나 치료가 아니다.

자, 일단 '복진'을 할 때 배를 강하게 꾹꾹 누르지 않아야 함을 이해했다면 충분하다.

◎ 복진을 매일 실천하기 위한 '복진 체크리스트'

복진의 좋은 점은 아무런 도구 없이 자신의 손만 있으면 가능하다는 점이다.

보통 배가 팽팽하고, 아프고, 불편하다고 해서 일부러 배를 만져보는 일은 거의 없을 것이다.

그래서 이 '복진 체크리스트'를 추천한다. 권말의 체크리스트에 따라 배의 모양을 점검하고, 어딘가 안 좋은 느낌이 든다면 기입해보자.

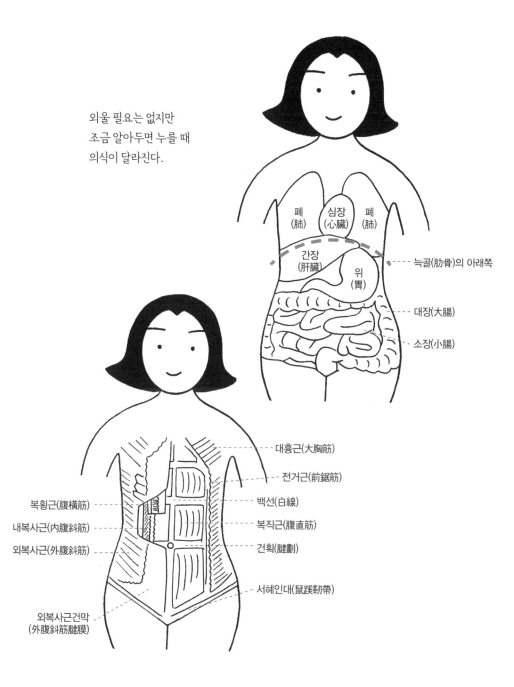

외울 필요는 없지만
조금 알아두면 누를 때
의식이 달라진다.

폐
(肺)

심장
(心臟)

폐
(肺)

간장
(肝臟)

위
(胃)

늑골(肋骨)의 아래쪽

대장(大腸)

소장(小腸)

대흉근(大胸筋)

전거근(前鋸筋)

복횡근(腹橫筋)

백선(白線)

내복사근(內腹斜筋)

복직근(腹直筋)

외복사근(外腹斜筋)

건획(腱劃)

서혜인대(鼠蹊靭帶)

외복사근건막
(外腹斜筋腱膜)

특히 한의원(한약국)에 갈 때 이 체크리스트를 기입해서 가지고 가면 배의 상태를 구체적으로 전달할 수 있어서 좋다. 처방을 해주는 측(한의사, 한약사 등)에게는 매우 귀중한 정보가 된다. 그리고 처방을 받은 한약을 복용하면서 이 체크리스트로 배의 상태를 확인하자. 상태가 좋은 쪽으로 변화되고 있다면 알맞은 처방약을 복용하고 있음을 확인할 수 있다.

또 처방을 내리는 입장에서는 한의학에 대한 공부를 열심히 하고도 실제로 환자에게 복진을 할 수 없기에 안타깝게 여기는 사람도 있을 것이다. (일본에서는 약국에서 복진을 할 수 없게 되어 있다.) 이때 체크리스트대로 실시한 '셀프 복진' 결과가 있다면 처방을 정할 때 큰 도움이 될 것이다.

동신촌법과 경혈 지압법!

자신의 손가락으로 경혈을 찾아보자!

경혈의 위치를 나타낼 때는 '촌(寸)'이라는 단위를 쓴다. 경혈은 일률적으로 '배꼽에서 ○cm 아래' 하는 식으로 정해져 있는 것이 아니라, 저마다 본인의 손가락 폭으로 산출한다. 이 방법을 '동신촌법(同身寸法)'이라고 한다.

아래 그림과 같이 엄지손가락 1개분을 '1촌'. 집게손가락~약손가락까지를 '2촌', 집게손가락~새끼손가락까지를 '3촌'으로 계산한다. 그렇기 때문에 경혈의 위치가 '배꼽 아래로 3촌'이라면, 배꼽 밑에 집게손가락부터 새끼손가락까지를 댄 길이만큼 떨어진 곳에 목표로 하는 경혈이 있다는 뜻이다. 4촌 이상은 (3촌+1촌) 또는 (2촌+2촌)과 같이 더해서 계산한다.

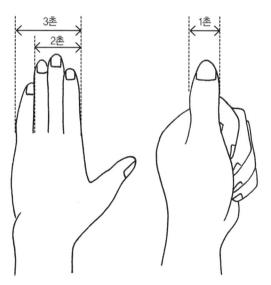

여기서 소개한 '촌', 즉 자신의 손가락을 이용해서 자신의 몸을 재는 것도 개별 맞춤형 치료를 추구하는 한의학의 특징이다.

경혈 찾는 방법

실제로 자신의 손가락을 몸에 대어 경혈을 찾는다. 여기서는 안쪽 복사뼈의 가
장 높은 부분에서 3촌의 자리에 위치한 '삼음교(三陰交)'를 소개한다.

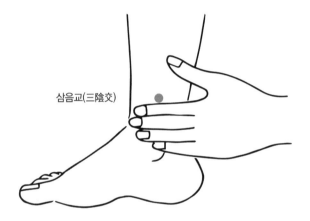

삼음교(三陰交)

경혈을 누를 때 포인트는?

경혈은 기본적으로 몸에 좌우 대칭으로 하나씩 있다. (몸의 중심을 지나는 경락
위에 있는 경혈은 하나) 반응이 있는 쪽만 해도 되고, 잘 모르겠다면 양쪽 경혈
을 모두 자극해도 상관없다.

경혈을 눌러보며 아픈 부위를 찾아서, 기분 좋을 정도의 통증이 느껴지는 강도
로 2~3회 수직으로 누른다. 또 뜸이나 손난로, 헤어드라이어 등을 이용해 따뜻
하게 하는 것도 좋은 방법이다.

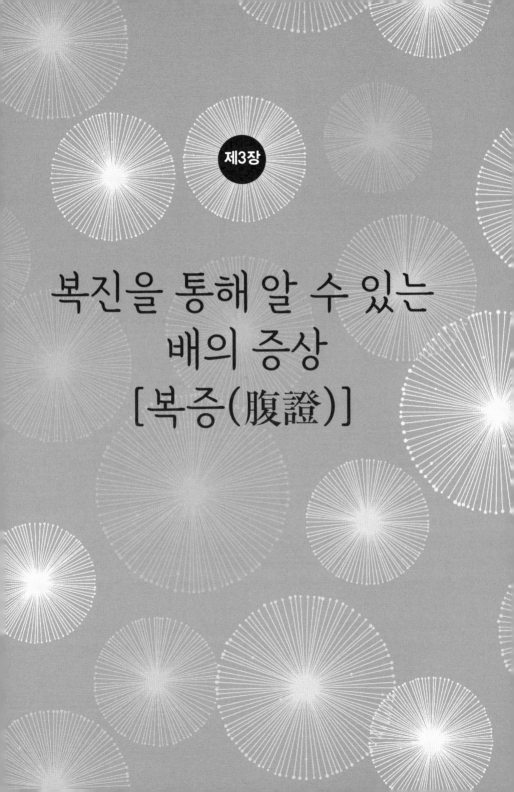

제3장

복진을 통해 알 수 있는 배의 증상 [복증(腹證)]

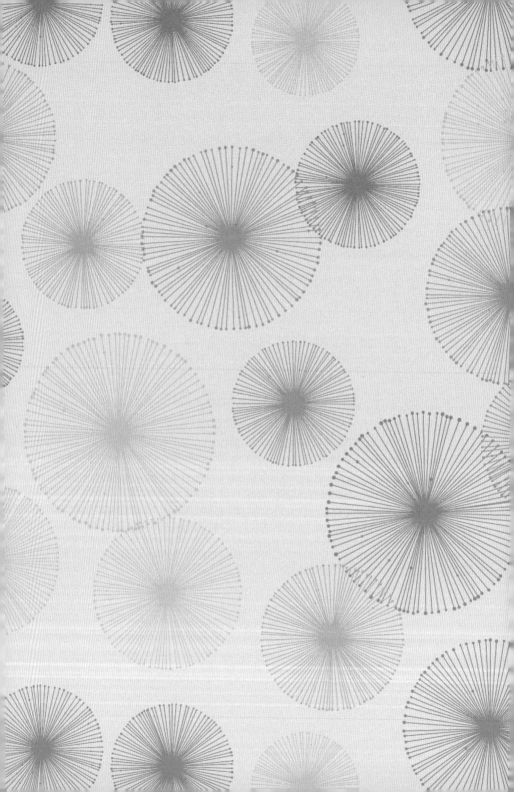

◎ '복증'을 알아야 하는 이유

　제2장에서는 이상적인 배의 상태와 복진을 하는 방법에 대해 알아보았다.

　실제로 배가 갓 쳐낸 찹쌀떡처럼 이상적인 상태인 사람은 거의 없다. 퉁퉁하게 부풀어 있거나, 색이 칙칙하거나, 돌처럼 단단한 응어리가 있거나….

이러한 다양한 배의 상태를 '복증(腹證)'이라고 한다.

　복증에는 그때의 병태(病態)를 보여주는 한의학 용어나 처방명 (處方名)을 앞에 넣어 '～의 복증'이라고 말하기도 한다. 예컨대 배꼽의 대각선 아래에 압통이 나타날 때는 피가 정체되어 있는 상태로, '어혈의 복증'이라고 말한다. 이때 아픈 부위가 왼쪽이라면 '계지복령환(桂枝茯苓丸)의 복증'이라고 말한다.

　배는 이처럼 몸속에서 무슨 일이 일어나는지를 그대로 보여준다. 그렇기 때문에 '복진을 해서 복증을 확인하는 것'이 건강을 유지하는 데 도움이 된다.

그렇기 때문에 그 이외의 망진(望診, 보기), 문진(聞診, 듣기), 문진(問診, 묻기)으로 진단을 하게 된다.

그렇지만 처방을 정할 때 복증이 결정적인 역할을 하는 경우도 종종 있다. 약국에서 상담을 할 때도 스스로 복진을 해보고 알게 된 자신의 복증을 약국에 알려주면 최적의 처방을 받는 데 도움이 되리라고 생각한다.(그래서 '복진 체크리스트'를 권말에 수록했다.)

여기서 복증을 판단하는 기준이 되는 '복부의 명칭'을 정리해둔다. 이후 소개할 다양한 복증을 진단할 때는 이들 부위의 단단함과 부드러움을 진찰한다.

서론은 이쯤으로 해두고, 복진으로 알 수 있는 8가지 주요 복증과 그것을 해소하는 개선 방법 등을 살펴보자.

- 배(腹, 복)의 상태
- 위험군
- 잘 나타나는 증상
- 주의해야 할 생활습관 (養生, 양생)
- 대표적인 한의학

복부의 명칭

여기서는 복진에서 사용하는 배의
부위별 호칭을 소개한다. 모르는
부분은 여기에서 확인하면서 읽도
록 하자.

흉협

심하

협하

협하

제방

소복

- 심하(心下) … 명치
- 흉협(胸脇) … 늑골 밑에서 옆구리 부위
- 제방(臍傍) … 배꼽 주위
- 소복(小腹) … 배꼽 아래
- 협하(脇下) … 협복(脇腹)

여기서는 다음 항목에 대해 해설하고 장말(章末)에 요약하여, 각각의 증상에 효과가 있는 경혈의 위치를 소개한다.

또 여기서 소개할 한의약(韓醫藥) 가운데, 약국 등에서 손쉽게 구할 수 있는 것은 제4장에서 복용법을 설명했으니 고를 때 참고하기 바란다.

복증(腹證)1
실만(實滿, 큰북 배)
허만(虛滿, 개구리 배)

실만과 허만 모두 복부의 살이 많고 배가 부풀어 있는 상태이지만 다음과 같은 차이가 있다.

- 실만은 단단하고 팽팽한 '큰북 배'(딴딴)
- 허만은 힘이 없는 '개구리 배'(말랑)

똑같이 배가 부풀어 있더라도 '실'과 '허'가 있음을 처음 알게 되었을 때 한의학의 심오함을 느꼈다.

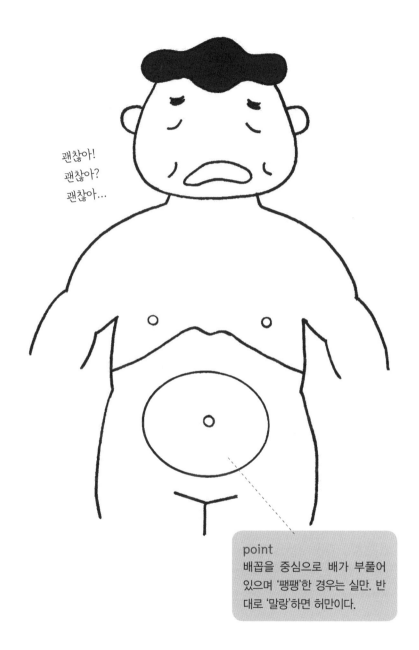

〈실만(實滿)인 사람은〉

배의 상태

배꼽을 중심으로 배가 딱딱하게 솟아 있다. 딱딱하고 큰 배 속에는 기(氣)나 혈(血)이 정체되어 노폐물이 차있는 것으로 여겨진다.

위험군

이른바 '지칠 줄 모르는 사장 타입'이다. 식욕이 왕성하여 고기나 튀김류 등 맛있는 것을 많이 찾고, 밤새도록 술을 마시는 사람이 많다.

이렇게 계속 건강을 등한시하는데도 평소에는 감기 한번 걸리지 않을 만큼 '건강 그 자체'임을 자랑하는 사람이 있는데, 한의학적으로는 '실증(實證)'에 해당하는 가장 위험한 타입이다. 때때로 젊은 나이에 돌연사한 유명인의 소식이 세간을 떠들썩하게 하는데, 대체로 이 타입이 아닐까 한다.

잘 나타나는 증상

메타볼릭(metabolic) 신드롬, 고혈압, 고지혈증, 통풍(痛風), 변비, 치질, 피부병 등.

주의해야 할 생활습관(양생)

실만 타입은 무리해서 활동을 이어가는 만큼, 자신의 몸의 변화나 괴로움에 대한 감각이 둔해져 있다. 그래서 상당히 심한 단계에 이르기 전까지는 건강상의 문제를 알아차리지 못한다.

이것은 마치 브레이크가 고장 난 덤프트럭을 타고 고속도로를 달리는 것과 같다. 스피드는 내고 있는데 멈추지 못해서 '부딪혀야 끝나는' 상태이다. 그래서 자신의 몸을 상당히 주의 깊게 관리할 필요가 있다.

새로운 독을 쌓아두지 않기 위해 특히 주의해야 할 것은 평상시의 '식양생(食養生)'이다. 실만 타입 중에는 맛있는 것을 좋아하는 미식가가 많다. 하지만 약간 부족한 듯 먹어야 함을 명심하고, 고기, 유제품, 단것, 기름진 음식, 튀김 등은 피한다.

과식을 했다면 다음 식사를 줄이거나 건너뛰어 위장을 쉬게 한다. 밤샘이나 과로 등으로 무리를 했다면 반드시 휴식을 취하자.

에도시대의 유학자로《양생훈(養生訓)》이라는 책을 저술한 가이바라 에키켄은 양생에서 가장 중요한 것이 '두려워하는 일'이라고 했다.

실만인 복증이 나타나는 사람은 특히 이 말을 가슴에 새겨두자. '나는 예외다, 특별하다'라는 의식은 버리자.

대표적인 한의학

대표적인 한약은 **방풍통성산**(防風通聖散, 150페이지)이다. 이 타입에 중요한 것은 쌓인 '독'을 빼내고 새로운 독이 쌓이지 않도록 하는 것이다. 땀, 대변, 소변을 통해 '몸속의 독을 빼내는' 처방을 한다.

추천 경혈

- 풍륭(豊隆, 133페이지)
- 합곡(合谷, 133페이지)
- 대거(大巨, 134페이지)

〈허만(虛滿)인 사람은〉

배의 상태

살이 물렁하고 힘이 없다. 똑바로 누우면 살이 옆으로 축 늘어지는 느낌이다. 배를 수축해 주는 힘인 '기(氣)'가 부족해서 살집이 축 늘어진다.

위험군

단것이나 과일, 찬 것을 좋아하는 사람이 많다. 여성의 경우 임신선(妊娠線)이 두드러지거나 출산 후에도 살이 빠지지 않는 사람에게 이러한 복증이 나타나는 경우도 종종 있다. 출산이라는 일대이벤트로 기를 소모해 수축해 줄 힘이 없어서 축 처진 살을 되돌리지 못한다고 알려져 있다.

잘 나타나는 증상

근육이 적어 물렁한 느낌이고, 땀을 잘 흘리며 산후에도 살이 빠지지 않는다. 추위와 더위를 잘 타며, 관절통이 있다.

주의해야 할 생활습관(양생)

몸을 따뜻하게 하여 수(水)가 몸에 쌓이지 않게 하는 양생이 중요하다. 달거나 찬 음식을 피하고(날 음식, 과일, 얼음, 주스 등), 뒹굴뒹굴하지 말고 운동을 해서 근육을 붙이고, 몸을 차지 않게 하는 등 몸에서 기가 빠져나가지 않도록 하는 양생을 명심하자. 수분을 지나치게 섭취하지 않도록 주의하자.

대표적인 한의학

대표적인 처방은 **방기황기탕**(防己黃耆湯, 153페이지)이다. 기가 부족하거나 정체될 때, 가스나 수분이 쌓일 때도 좋다.

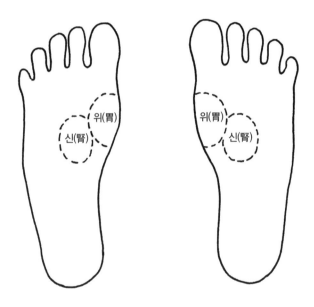

발바닥 반사구를 자극

이것은 경혈은 아니지만, 발바닥에 있는 신장(腎臟), 위장(胃腸)의 반사구를 자극
함으로써 여분의 수(水)를 배출하기 더 쉬워진다. 발바닥의 장심 부분에 있는 위장
과 신장의 반사구를 눌러서, 기분 좋게 아플 정도의 반응이 느껴지는 부분을 문질러
풀어 주면 좋다.

복증(腹證)2

소복불인(小腹不仁, 물렁물렁)
소복구급(小腹拘急, 딱딱)

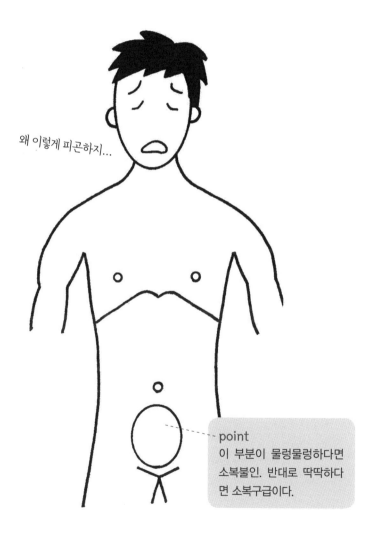

왜 이렇게 피곤하지...

point
이 부분이 물렁물렁하다면
소복불인. 반대로 딱딱하다
면 소복구급이다.

소복불인과 소복구급은 모두 한의학에서 '**신기(腎氣)**'가 부족한 상태를 일컫는다. 소복이란 배꼽 밑, 이른바 단전 부근을 가리킨다. 신기란 다음의 두 가지가 합해져서 생긴다.

- **선천의 기** 태어날 때 부모로부터 물려받은 것. 선천적으로 가지고 있는 성장 · 발육을 위한 생명에너지 등
- **후천의 기** 음식물이 비위(脾胃, 소화기)에서 소화 · 흡수되어 보충된 것

즉 태어나면서부터 가지고 있는 선천의 기에 매일 후천의 기가 보충되어 신기가 이루어지고, 소복에 축적되는 것이다.

신기는 자동차를 예로 들면 엔진에 해당하기 때문에 '신기가 부족하다'는 것은 생명 에너지가 적은 상태를 뜻한다. 전체적으로 파워가 부족하며 폭삭 늙은 느낌을 떠올린다면 알기 쉬울 것이다.

〈소복불인 · 소복구급인 사람은〉

배의 상태

소복불인은 배꼽 밑의 단전 부분에 힘이 없고, 누르면 흐늘흐늘한 느낌으로 손가락이 쑥 들어가는 상태다. 소복구급은 거꾸로

그곳이 단단하며 땅기는 상태다.

이상적인 배는 '갓 쳐낸 찹쌀떡'과 같이 부드럽고 탄력 있는 상태이므로, 흐늘흐늘한 '불인(不仁)'도 딱딱한 '구급(拘急)'도 모두 좋은 상태라고는 할 수 없다.

소복은 '신(腎)'의 상태가 나타나는 부위로, 소복불인·소복구급은 모두 신기가 부족한 **'신허(腎虛)'**의 상태를 나타내 주는 복증(腹證)이다.

그밖에 찬기가 느껴지거나 피부가 칙칙하고 주름이 있는 경우도 있다.

위험군

냉기, 수면 부족, 과다한 성행위, 과로, 스트레스, 폭음 폭식을 하는 사람 등. 그중에서도 '냉기'는 특히 신(腎)의 큰 적이다.

잘 나타나는 증상

귀의 증상, (귀가 어두워지거나 귀울림이 나타난다) 정력 감퇴, 배뇨 곤란, 실금, 변비, 머리카락의 변화, (색이 옅어지고, 잘 빠지고, 가늘고, 백발이 는다) 갱년기장애, 불임, 뼈의 약화, 골다공증, 요통, 무릎 통증, 이[齒]의 약화, 몸이 금세 냉해지는 증상 등.

주의해야 할 생활습관(양생)

신기를 보충하기에 앞서 먼저 신기가 떨어지지 않도록 하는 것이 중요하다. 신기는 저금과 같다. 낭비하면 순식간에 없어지는데, 소중하게 보존하면 나이를 먹어도 젊음을 유지할 수가 있다.

건강에 주의하지 않으면 신기가 떨어지고 노화가 촉진되어 '신허'를 불러오게 된다.

특히 과도한 성행위와 냉기는 예로부터 경계해 왔다. 염분이나 첨가물을 지나치게 섭취해도 신에 부담이 된다. 수면 부족과 과로도 신허의 큰 원인이다. 또 냉기를 막으려면 신의 중요한 경혈이 많이 있는 허리부터 발까지를 따뜻하게 해주는 것도 좋다.

대표적인 한의학

대표 처방은 **팔미지황환**(八味地黃丸, 156페이지) 등 신(腎)을 보(補)하는 것이다.

추천 경혈

• 관원(關元, 136페이지)

• 신수(腎俞, 136페이지)

• 태계(太谿, 137페이지)

• 선골(仙骨)의 '팔료혈(八髎穴, 137페이지)'

복피구급(腹皮拘急, 복직근의 긴장)

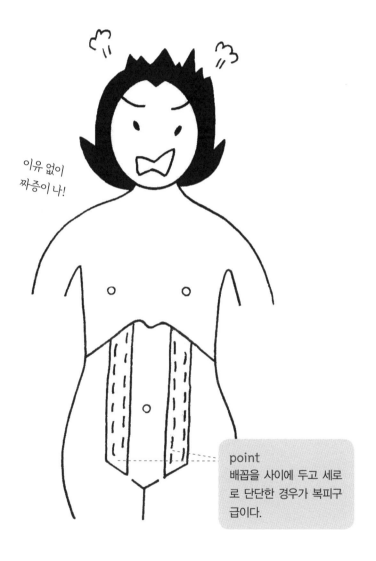

이유 없이
짜증이 나!

point
배꼽을 사이에 두고 세로
로 단단한 경우가 복피구
급이다.

복피란 주로 복직근을 말한다. 배의 근육은 몇 가지 층으로 이루어져 있는데, 손으로 만졌을 때 가장 위에 있는 층이 이 복직근이다. 좌우 하나씩 늑골에서 치골까지 긴 다리 형태로 붙어 있다.

복피구급이란 복직근의 긴장이 항진된 상태, 즉 긴장이 매우 심해진 상태를 가리킨다. 그 긴장은 좌우 동시에 나타날 때도 있지만 한쪽에만 나타나는 경우도 있다.

〈복피구급인 사람은〉

배의 상태

몸의 어딘가가 땅기고 단단해지는 것은 어딘가 약한 부분을 지키고자 하는 반응이다. 그러나 그 상태가 오래 지속될수록 몸은 지치게 된다.

그리고 복직근이 긴장된 경우 그 내측에 있는 위장(胃腸)이나 간장(肝臟)이 약해져 있을 때가 많다.

한의학에서는 근육과의 관계를 다음과 같이 설명한다.

- **간** 근육의 '건(腱)' 부분과 관계가 있다.
- **비** 근육의 '육(肉)' 부분과 관계가 있다.

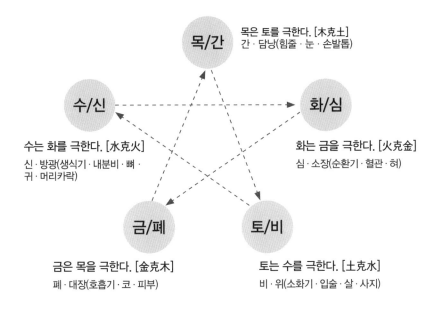

목/간
목은 토를 극한다. [木克土]
간 · 담낭(힘줄 · 눈 · 손발톱)

수/신

화/심

수는 화를 극한다. [水克火]
신 · 방광(생식기 · 내분비 · 뼈 ·
귀 · 머리카락)

화는 금을 극한다. [火克金]
심 · 소장(순환기 · 혈관 · 혀)

금/폐

토/비

금은 목을 극한다. [金克木]
폐 · 대장(호흡기 · 코 · 피부)

토는 수를 극한다. [土克水]
비 · 위(소화기 · 입술 · 살 · 사지)

한의학에서 자주 나오는 오행도(五行圖). 화살표는 각각의 관계성을 나타낸다.
예컨대 간(간장·담낭)이 강하면 비(비장·위)의 작용이 약해진다는 뜻이다.

복직근은 길고 커서 잘 만져지는 근육이므로, 그 상태를 확인
하면 관련된 간(肝)과 비(脾)의 상태를 파악하기 쉬워진다.

위험군

간(肝)과 비(脾)는 서로 관계가 깊다. 간의 기세가 너무 강하면
비의 작용이 약해진다. 초조하며 위(胃)가 아프다면 화[怒] 때문에
간(肝)의 작용이 지나치게 항진되어 있음을 뜻한다. (그림의 목은

토를 극하는 〈목극토〉 상태다.)

잘 나타나는 증상

스트레스를 쉽게 느끼고 짜증이 나며 불면 증상이 있다.

근육에 경련이 생기거나 쥐가 잘 나기도 한다. 반대로 간(肝)의 작용이 너무 약해지면 비(脾)를 억제하지 못해서 근육이 탄력 없이 축 늘어진다.

주의해야 할 생활습관(양생)

간은 '스트레스'나 '화의 감정'에 약한 장기다. 이러한 것들이 그 사람의 허용량을 넘으면 간이 비명을 지르기 시작하고, 부풀어 오른 간이 이번에는 비를 공격하기 시작한다. 스트레스를 잘 회피하거나 조절하여 안정하는 것이 최대의 양생이다. 간의 큰 적인 과음에도 주의해야 한다.

이 유형에 속하는 사람은 스트레스가 있으면 과식하거나 식욕이 고르지 못한 경우가 많으므로 규칙적인 식생활이 중요하다. 본래 위장이 약한 체질이므로 튀김이나 육류, 유제품은 피하도록 하자. 단것을 좋아하는 사람도 많은데, 식사에 지장을 주므로 설탕도 가급적 피하도록 하자.

대표적인 한의학

상복부(上腹部)만 긴장되어 있다면 간(肝)의 작용이 항진되어 있는 상태. **억간산**(抑肝散, 159페이지), 사역산(四逆散) 등을 쓰는 것이 기본이다. (사역산은 108페이지에서 소개하는 복증 '흉협고만'에도 사용한다.)

상복부에서 하복부까지 배[腹] 전체가 긴장되어 있다면, 본래 비가 약한 체질이다. **소건중탕**(小建中湯, 161페이지), 황기건중탕(黃耆建中湯) 등 이른바 '건중탕(建中湯)류'나 작약감초탕(芍藥甘草湯), 계지가작약탕(桂枝加芍藥湯) 등을 쓰는 것이 기본이다.

비(脾)가 약한 사람에게 처방하는 건중탕류의 건중이란 '중을 바로 잡아 고친다'는 의미다. 그리고 중이란 위장(胃腸)을 중심으로 한 '중초(中焦)'를 가리킨다.

추천 경혈

• 신주(身柱, 138페이지)

• 승산(承山, 138페이지)

• 기해(氣海, 139페이지)

※상복부 긴장의 경우는 108페이지에서 소개하는 복증(腹證) '흉협고만(胸脇苦滿)'의 경혈도 참고하기 바란다.

심하비(心下痞)·
심하비경(心下痞硬)

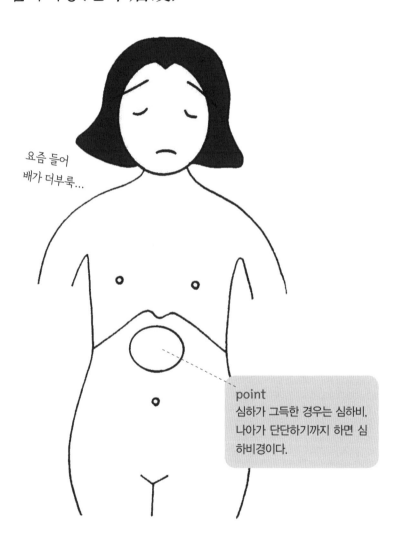

심하비와 심하비경의 복증에 대해서 해설하면 다음과 같다.

- **심하비** 심하(명치)가 그득한 느낌의 자각 증상이 있다.
- **심하비경** 심하가 그득하면서 '누르면 단단한' 타각 증상이 있다.

어느 쪽이 더 중증이라고는 볼 수 없으며, 명치가 단단한 상태를 유지하지 못하면 심하비경에서 심하비가 되기도 한다. 또 심하비경보다 명치가 더 단단해지는 '심하견(心下堅)', '심하비견(心下痞堅)' 등 종류가 다양하며 각각에 대한 처방도 다르다. 단, 보통은 위의 두 가지 증상만 억제해도 충분하다.

〈심하비·심하비경인 사람은〉

배의 상태

소화기에서 어떤 이상이 발생하면 뇌로 위험 신호를 보내 몸에 방어 반응이 일어난다. 심하비란 위험 신호를 감지한 상태를 말하며, 심하비경은 배의 내부를 지키고자 복직근이 딴딴해지는 상태를 말한다.

초기 증상이 나타나는 단계에서 원인이 된 생활습관을 개선하면 증상이 자연히 해소되기도 하지만, 개선하지 않고 방치하면 방어 반응이 더 강해져서 증상이 점점 악화된다. 심해지면 아무것도 먹지 못하는 상태가 된다.

위험군

과식하거나, 고기나 기름(지방)이 많은 음식, 단것 · 찬 것을 먹는 습관, 잘 씹지 않고 급하게 먹는 습관, 먹자마자 자는 습관이 있는 사람이다. 이러한 행위는 모두 위(胃)를 혹사한다. 그 결과 명치가 더부룩해진다. 또 정신적 스트레스도 심하비나 심하비경의 큰 원인이다.

잘 나타나는 증상

식욕부진, 메스꺼움, 트림, 위부팽만감, 더부룩함 등. 위(胃)의 작용은 정신적인 것에 영향을 잘 받으므로 복중뇌명(腹中雷鳴, 꾸르륵하는 소리가 나며 위장의 작용이 원활하지 못한 상태)와 함께 불안감, 초조감, 우울증상, 자율신경실조증, 불안신경증, 스트레스장애, 갱년기장애 등의 증상을 동반하기도 한다.

주의해야 할 생활습관(양생)

'과음', '과식', '스트레스'가 큰 원인이다. 주요 원인인 '음식부절

(飮食不節, 음식을 조절하지 못해 식사를 불규칙하게 하고 먹는 양이 부적절한 상태)'을 해결하거나, 스트레스가 쌓이지 않도록 잘 조절하는 것이 중요하다. 일단 식생활을 되돌아보고 위(胃)를 포함한 소화기를 잘 다스리자.

대표적인 한의학

심하비의 대표적인 한약은 **반하사심탕**(半夏瀉心湯, 163페이지)이다. 배가 꾸르륵하며 설사를 동반한 경우 또는 구내염이 생겼을 때 처방한다. 과식을 했을 때 나도 한 번씩 신세를 지는 처방으로 '좋은 약이 입에 쓰다'는 말이 어울리는, 쓴맛이 나는 처방이다. 하지만 증상과 맞는 경우 신기하게도 이 쓴맛이 맛있게 느껴진다.

추천 경혈

- 중완(中脘, 139페이지)
- 천추(天樞, 140페이지)
- 양구(梁丘, 140페이지)

위(胃)의 육구(六灸)

심하에 이변이 있는 경우, 등[背]의 뻐근함을 호소하는 사람이 많다. 이때 침구에서는 등에 있는 여섯 군데 경혈[격수(膈兪), 간수(肝兪), 비수(脾兪)]에 뜸을 뜨는 '위(胃)의 육구(六灸)'를 (예로부터 쓰인 명칭으로 소화기계 질환을 비롯해 내장 질환 치료에 다용되는 경혈 여섯 군데에 뜸을 뜨는 것, 또는 경혈명으로 사용한다) 비롯하여 등쪽을 치료하는 일이 많다. 민간요법에서도 위의 상태가 나쁠 때는 등을 치료하면 효과가 있다고 전해 내려왔다. 그런데 왜

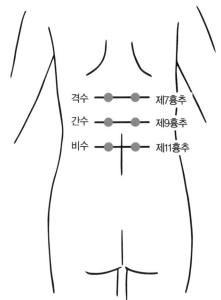

모든 흉추(胸椎) 옆(견갑골(肩胛骨) 하단을 이은 선상)으로 지폭 2개만큼 바깥쪽에 있다. 1격수 : 제7흉추 옆 / 2간수 : 제9흉추 옆 / 3비수 : 제11흉추 옆

그러한지 그 메커니즘에 대해서는 오랫동안 알려지지 않았다.

이를 밝혀낸 분이 한방의이자 신경내과 전문인 테라사와 가쓰토시(寺澤捷年) 선생(1944~, 의사. 전통의학 한방과 서양의학을 통합한 '와한(和漢)진료학'을 제창)이다.

테라사와 선생은 심하비 때문에 식사도 제대로 못하던 중증 환자가 등에 침을 하나 맞고서 돌아갈 때는 함박스테이크 정식을 다 비웠다는 증례에 감명을 받아 연구를 시작하였다고 한다.

테라사와 선생은 연구에 더 깊이 매진하여《한방복진고–증후 발견의 메커니즘》을 저술했다. 전문가용이지만 복진의 메커니즘을 자세히 알고 싶은 사람에게 추천한다.

위내정수(胃內停水)

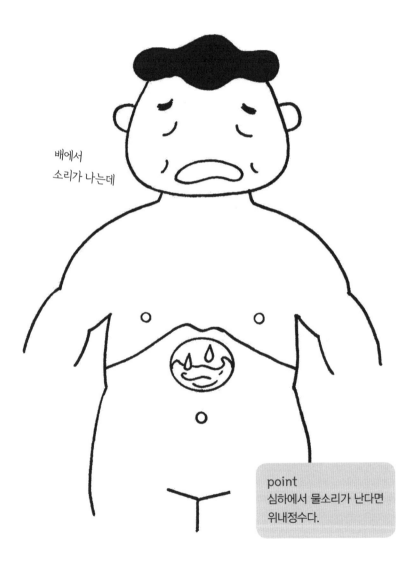

배에서
소리가 나는데

point
심하에서 물소리가 난다면
위내정수다.

이 유형인 사람은 본래 위(胃)의 작용이 나쁘고, 차멀미를 잘하며, 저기압일 때 몸 컨디션이 나빠지고, 어지럼증·구토감·콧물·부종 등 이른바 '수독'의 증상을 동반하는 경우가 많다. 혀의 가장자리에 치아 자국이 생기는 '치흔설(齒痕舌)'인 사람도 많다.

〈위내정수인 사람은〉

배의 상태

명치를 손끝으로 가볍게 두드리면 꿀렁꿀렁 물소리가 난다. 어떤 원인으로 위장의 작용이 원활하지 못해 여분의 수분이 위(胃)에 차서 머물러 있는 상태다. 위장이 정상적으로 작용하는 경우 수(水)는 위 속에 고이지 않고 아래로 흘러 흡수된다. 하지만 몸의 물 빠짐이 나쁘면 위에 수가 계속 머물러서 위의 불쾌감과 구토감 등의 원인이 되기도 한다. 이것을 위내정수라 한다.

위험군

위하수인 사람에게 잘 나타나는 증상이다. 위 속의 내용물을 장(腸)으로 내보내는 기능이 저하되어, 위 속에 고인 수와 어느 정도의 공기가 있으면, 위 속에서 꿀렁꿀렁 소리가 난다. 만복(滿腹)

으로 위가 음식물로 가득한 식후보다는 공복 시에 더 정확히 알 수 있다.

잘 나타나는 증상

한의학에서는 위장이 습기에 약하기 때문에 수분이 정체되면 기능이 더 저하되는 악순환에 빠져, 소화불량이나 설사와 같은 위장장애를 일으키기 쉽다고 본다. 심해지면 어지럼증과 구토감, 정신 불안 등으로 이어진다.

주의해야 할 생활습관(양생)

원래 수분을 잘 쌓아 두는 체질은 물론이고 수분을 과도하게 섭취하여 이 복증이 나타나는 사람도 많은 것으로 알고 있다.

뇌졸중 등을 예방하기 위해서 자기 전에 찬물을 많이 마시거나, 여름철에 열중증(熱中症)을 염려한 나머지 필요 이상으로 수분을 섭취하는 사람도 많다. 딱히 목이 마르지 않은데도 계속 차를 마시거나, 드링크 바 등을 수없이 이용하는 것도 위내정수의 원인이 된다.

특히 차가운 것은 위(胃)에 머물기 쉬워서 위의 작용을 저하시키는 큰 원인이 되므로, 체온 이하의 것은 가급적 몸속에 들이지 않도록 유의하자.

대표적인 한의학

위내정수의 대표적인 처방은 **오령산**(五苓散, 165페이지)과 **소청룡탕**(小靑龍湯, 167페이지)이다.

물 빠짐이 잘 이루어지지 않으면 위내에 수분이 쌓이는 한편, 필요한 부분에는 수분이 부족하기 때문에 입이나 목이 건조하여 물을 찾게 된다. 사람에 따라서는 마시자마자 바로 토하기도 한다. 이러한 상태를 '**수역**'이라고 하는데, 오령산이 최적의 처방이다. 오령산을 복용하면 물을 마셔도 속이 안정되어 토하지 않고, 구토나 설사, 노로 바이러스 증상에도 응용할 수 있다.

또 병원에서 화분증으로 한방 치료를 받는 경우, 대부분 소청룡탕을 처방을 받는다. 그런데 모든 화분증에 효과가 있는 것은 아니다. 티슈 한 곽을 다 쓸 정도로 많은 콧물이 물처럼 나오는 화분증에 효과가 있다.

소청룡탕의 원전인 《상한론》에는 '심하에 수기(水氣)가 있다'라고 적혀 있는데, 이것은 곧 위내정수를 말한다. 심하에 차 있던 수가 갈 곳을 찾다가 수양성 콧물과 가벼운 염증 등의 형태로 배출된다. 소청룡탕을 복용하면 냉해진 위가 따뜻해져서 체내의 여분의 수분이 빠져나가 결과적으로 콧물이 멎는 것이다.

복증(腹證)6

정중심(正中芯)

정중심이란 좌우 양측의 종횡으로 뻗어 있는 복근의 힘줄 중 일부다. (55페이지의 그림 참조) 해부학적으로는 '백선(白線)'이라고 한다. 백선은 명치에서 배꼽 아래의 치골(恥骨) 부근까지를 잇는 근섬유(筋纖維)로, 통상 만져지지는 않는다.

〈정중심이 있는 사람은〉

배의 상태

정중심에는 '배꼽 위와 아래 양쪽에 나타나는 유형'과, '배꼽 위

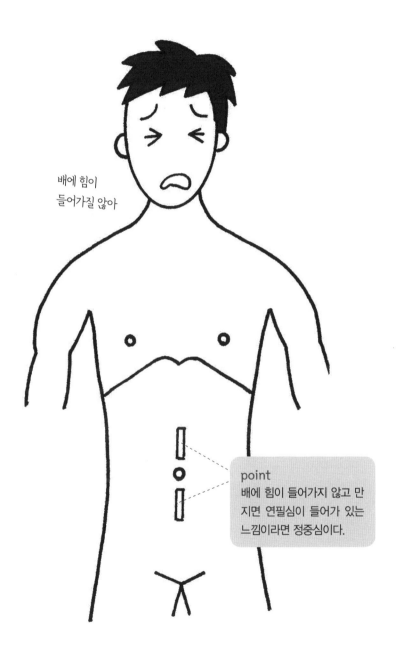

배에 힘이
들어가질 않아

point
배에 힘이 들어가지 않고 만지면 연필심이 들어가 있는 느낌이라면 정중심이다.

나 아래 중 한쪽에만 나타나는 유형'이 있다.

배꼽을 중심으로 배 한가운데의 명치에서 배꼽 아래로 조금 압력을 가해 좌우로 손가락을 움직이면서 찾아보면, 연필심이 들어가 있는 듯한 감촉이 있다. 손가락을 수직으로 세워서 따라가며 만지면서 좌우로 움직여 찾는 것이 포인트다. 세게 누르면 잘 만져지지 않아 놓칠 수 있다. 압력을 가해도 보통은 통증이 없다. 또 건강한 상태에서는 주위의 근육이 견고해서 만져도 잘 알 수 없다.

이 복증(腹證)은 쇼와의 한방의였던 오츠카 케이세츠(大塚敬節, 1900~1980년. 의사, 호쿠리연구소 부속 동양의학종합연구소 초대 소장. 한방의학의 복권에 힘씀) 선생이 제창하고, 그 제자인 테라시 보쿠소 선생이 '정중심'이라 명명했다. (내 한방 스승인 테라시 선생께서 이 정중심도 몇 번인가 현장에서 가르쳐 주었다.)

복피구급(腹皮拘急)은 복직근의 긴장 상태인데, 받쳐줄 힘조차 사라진 결과 이 정중심이 드러나게 되는 것이라 할 수 있다.

위험군

정중심의 원전으로 알려진 에도시대의 의학서《진병기핵(診病奇核)》에는 '비위(脾胃)가 허(虛)하면 중완(中脘)보다 아래의 배꼽 부근까지 임맥(任脈)길에 젓가락을 묻어 놓은 것처럼 근육이 서게 된다. 난치이며 중초(中焦)를 보(補)하는 약을 쓴다'라고 되어 있다.

이것은 오늘날의 말로 풀면 '배꼽 위쪽에 정중심이 있다면 위장이 약한 상태라 고치기도 어렵다'는 뜻이다.

잘 나타나는 증상

앞서 이야기했듯 정중심이 보였다고 즉시 잘못되는 것은 아니다. 단, 갑자기 정중심이 드러나는 것은 주위 근육이 탄력을 잃어 처지고, 살이 빠져서 피하 지방도 얇아졌기 때문이라고 볼 수 있다. 이것은 몸이 상당히 약하다는 뜻이다.

주의해야 할 생활습관(양생)

배꼽 위쪽에만 정중심이 있다면 비허(脾虛)로, 위장 기능이 약해져 있기 때문에 다음과 같은 양생이 중요하다.

- 소화가 잘되는 따뜻한 음식을 소량씩 먹는다.
- 많이 씹는다.
- 몸을 냉하게 만드는 성질의 것은 피한다.
- 과로, 스트레스를 피한다.

정중심이 배꼽 아래에 있는 것은 신허(腎虛) 때문일 수 있으므

로 71페이지의 소복불인(小腹不仁)·소복구급(小腹拘急)도 참고
하기 바란다.

대표적인 한의학

한약 처방은 인삼탕(人蔘湯), 사군자탕(四君子湯)을 비롯해 위
장의 작용을 보(補)하는 처방이 적합하다. 그런데 쉽게 구할 수 있
는 것은 아니라, 이 책에서는 소개하지 않았다. 정중심은 상당히
약해져 있는 상태에서 나타나므로 건중탕(建中湯)류나 경혈로 몸
상태를 조정하면서 전문가에게 진찰받을 것을 권한다.

추천 경혈

• 족삼리(足三里, 141페이지)

• 관원(關元, 136페이지)

• 용천(湧泉, 135페이지)

어혈(瘀血)

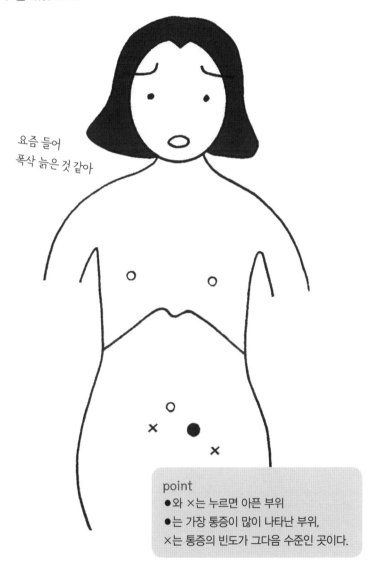

요즘 들어
폭삭 늙은 것 같아

point
● ●와 ×는 누르면 아픈 부위
● ●는 가장 통증이 많이 나타난 부위,
  ×는 통증의 빈도가 그다음 수준인 곳이다.

'어(瘀)'에는 '정체한다'는 의미가 있다. 통상이라면 원활하게 이루어져야 할 혈의 흐름이 정체된 상태를 '어혈(瘀血)'이라고 한다. 흔히 '혈액이 끈적끈적하다'라고 표현하는데, 이 어혈은 한의학에서 다양한 병의 원인이 된다고 알려져 있다. 중요한 복증이므로 지면을 충분히 할애해서 설명하려고 한다.

혈액 속에 흐르는 적혈구는 한가운데가 움푹 들어간 도넛 형태를 띤다. 그 덕에 좁은 혈관을 지날 때는 모양을 바꾸어 혈관을 무사히 통과할 수 있다.

그런데 어혈 상태에서는 이 능력이 떨어지고 적혈구끼리 간격도 좁아진다. 나아가 혈소판(血小板)도 쉽게 모여들어 혈액을 더 단단하게 굳힌다. 마치 교통정체 중인 도로처럼 혈류(血流)가 막히게 된다고 보면 된다.

이렇게 혈액이 몸속에서 원활하게 순환하지 못하면 혈액이 노폐물로 가득 차서 열을 가지게 된다. 나아가 혈관에 상처가 나서 염증을 일으키면 점착성(粘着性)이 높아져서 백혈구도 혈관에 달라붙기 쉬워지니 흐름은 더 악화되고 만다.

〈어혈인 사람은〉

배의 상태

어혈은 복부에 잘 생기는데, 주로 하복부에 나타난다. 한의학에서는 복진의 결과가 그대로 한약 처방으로 이어지기도 한다. 예컨대 압통점(눌렀을 때 아픈 지점)이 다음과 같은 경우다.

- **배꼽의 대각선 아래 좌측에 있는 경우**
  → '계지복령환(桂枝茯苓丸)'을 처방
- **배꼽의 대각선 아래 우측에 있는 경우**
  → '대황목단피탕(大黃牡丹皮湯)'을 처방

어혈이 다른 부위에 생겼을 때 변비나 생리통 등의 증상을 동반한다면 '도핵승기탕(桃核承氣湯)'을 처방하기도 한다. 단 만성화하면 반응이 배의 양쪽에 나타나는 경우도 많으므로 크게 좌우에 연연하지 않아도 된다.

위험군

어혈이 생성되는 원인은 다양하다.

- **외상** 상처로 생긴 '멍'이 가장 알기 쉬운 어혈의 예다. 혈관 밖에 불필 요해진 혈이 정체된 상태다. 교통사고로 말미암은 위플래시 증후군이 나 운동하다가 생긴 타박상 때문에 눈에 보이지 않는 부위에 어혈이 남아 몇 해 지나서 괴로운 증상을 호소하는 환자도 많다.

- **음식부절(飲食不節)** 과식(특히 고기나 지방, 설탕 등)해도 어혈의 상태 가 되기 쉬워진다. 영양이 과다한 혈은 끈적거려서 흐름이 나빠져 정체 (울체)하기 쉽기 때문이다. 흡연도 어혈을 만드는 큰 원인이다.

- **운동 부족** 움직이지 않고 가만히 있으면 피의 흐름이 나빠져서 정체되 기 쉬워진다. 간단한 해소 방법은 '걷기'다.

- **스트레스** 스트레스를 받으면 혈관은 수축한다. 혈액이 지나는 길이 좁 아지면 혈액 순환이 나빠져서 어혈의 원인이 된다.

- **냉기, 냉방** 혈관이 수축되어 혈액 순환이 나빠진다. 냉방 등 냉기가 있 는 환경에 있어서 몸이 바깥쪽부터 차가워지는 경우나 찬 음식을 먹어 속에서부터 차가워지는 경우 모두 어혈의 원인이 된다.

- **만성병** '오래된 병은 어혈을 만든다.' 어떤 병이든 길어지면 어혈이 생 긴다.

- **약제** 약의 부작용으로 생기는 어혈도 있다. 대표적인 예로 부신피질호 르몬제(스테로이드제)나 이뇨제 등이 있다.

- **월경, 출산, 폐경** 잘 배출되지 않은 월경혈이나 출산 시의 트러블, 유산, 인공 임신 중절, 출산 후의 불양생(不養生)은 어혈을 만드는 큰 원인이

된다. 반대로 말하면 이 시기를 잘 극복하면 체질도 개선할 수 있다.

　내가 진찰했던 한 불임증 환자는 어혈 때문에 임신이 잘되지 않았는데, '구어혈제(어혈을 구제하는 한약)'를 복용하면서 식생활을 개선하자 1년 후 임신·출산에 성공했다. 게다가 출산으로 어혈이 배출된 덕분인지 산후 5kg 정도 빠지면서 임신 전에 앓던 두통과 어깨 결림으로부터 해방되었다. 임신 전부터 출산 때까지는 뱃속의 아기를 위해서도 조심하기에, 과식, 음주, 수면 부족, 냉기 등 어혈이 만들어지기 쉬운 생활습관이 자연스레 개선된 것도 공을 세웠다고 본다.

- **유전** 모친의 어혈 상태가 강하면 아기에게도 어혈이 있을 가능성이 크다. 그래서 예로부터 출산 직후 태아에게 '태독을 빼주는 약'인 '해인초'라는 한약을 먹였다. 이때 나오는 진한 검정색 변을 '태변'이라 하여, 태내에 있는 동안 쌓인 '태독'이 배출된다고 여겼다. 모친의 초유에도 해인초와 동일한 효능이 있다고 알려져 있다.
- **탈수** 혈액 속에 수분이 부족하면 혈은 끈적대는 상태가 되어 어혈을 만든다. 수면 부족도 몸을 탈수시켜 어혈을 만든다.

잘 나타나는 증상

어혈은 심신에 다양한 증상을 일으킨다.

피부색이 거무칙칙해지는 등 어혈의 증상은 눈으로도 잘 알 수 있는 것이 많으며, 여성의 미용에도 큰 영향을 준다. 아름다운 광택과 탄력이 있는 피부는 영양이 풍부한 혈액이 정체 없이 잘 흐를 때 유지할 수 있다.

어혈을 개선하는 치료를 하다보면, 기미나 색소 침착이 개선되어 피부가 깨끗해지는 여성들을 종종 볼 수 있다. 반가운 부작용이다. 값비싼 화장품을 쓰지 않고도 피를 깨끗하게 하여 건강과 아름다움이라는 두 마리 토끼를 잡을 수 있다.

어혈은 심신 모두에 여러 가지 '나쁜 영향'을 미치는데, 성별에 따라 나타나는 증상이 다르다.

갱년기장애를 비롯한 부인과계 증상에는 **혈(血)의 도증(道症)**'이라는 말이 사용된다. 월경혈이 정체되어 제대로 배출되지 못하면 월경통과 월경불순, 경우에 따라서는 난소낭종이나 자궁근종이 되기도 한다. 또 출산할 때 혈이 정체되거나 출혈이 생겨 어혈이 만들어지고, 그것이 산후 부조로 이어지는 일도 있다. 폐경 때문에 어혈이 생기기도 한다. 이렇듯 여성은 남성에 비해 어혈이 만들어질 기회가 많기에 더욱 주의해야 한다.

남성 특유의 어혈 증상에는 전립선 비대가 있다.

《금궤요략(金匱要略)》이라는 의학서(《상한론》과 나란히 하는 중국 고전의학서. 병류별로 그 증상과 치료법이 기술되어 있다)에는 '어혈 때문에 여성에게는 월경에 관한 문제가 일어나고, 남성에게는 소변불리(小便不利)가 일어난다'는 내용이 기록되어 있다.

어혈에 따른 주요 증상(여성, 남녀 공통)

월경통, 월경불순, 월경곤란, 불임, 성호르몬 기능장애, 자궁근종, 자궁내막증, 난소낭종	찌르는 듯한 통증
	야간의 통증
월경혈이 거무스름하다	관절통, 류마티스
월경혈에 덩어리가 섞여 있다	손발 저림
배뇨 이상, 전립선 비대	출혈이 잦다
닭살	멍이 잘 생긴다
얼굴빛이 거무칙칙하다, 불그스름한 얼굴	하지정맥류
	열오름증
눈 밑에 다크서클이 두드러진다	치질이 있다
기미, 주근깨가 많다	거무스름한 색, 타르처럼 검은 변
입술과 치주가 암자색	정신증상(조울증 등: 심할 때는 '발광한다'고 표현한다)
입술이 갈라진다, 피부가 일어난다	
설하정맥(혀 뒷면의 혈관)이 굵고 검푸르다	불면
	건망증상, 인지증
손발톱이 보라색, 암적색	뇌혈관장애, 심근경색, 동맥경화
손바닥에 붉은 반점이 있다	악성종양(암)
고정성 통증	

최근 전립선암이 증가하고 있다고 하는데, 서구화된 식습관으로 어혈의 유발률이 높아져서 전립선에 영향을 미치는 것으로 보인다. 중년 이후의 남성 환자에게서는 아랫배가 단단하게 뭉치는 현상이 종종 발견된다.

또 심장, 신장 등 중요한 장기나 손발 끝, 눈, 뇌에는 가느다란 혈관이 둘러쳐져 있어서 혈액을 구석구석까지 잘 운반한다. 가느다란 혈관이 어혈로 막히면 생명이 위험해질 가능성이 높다. 성별과 관계없이 뇌혈관장애, 심근경색이나 협심증 등 순환기장애, 암, 당뇨병 등은 어혈이 원인인 질환이라고 할 수 있다.

주의해야 할 생활습관(양생)

어혈을 개선하거나 예방하기 위해서는 혈류를 좋게 하는 생활습관을 가지는 것이 중요하다. 적절한 운동, 충분한 수면과 함께 다음과 같은 생활을 염두에 두기 바란다.

- 스트레스를 쌓아 두지 말 것
- 몸을 차게 하지 말 것
- 과식하지 않기
- 맛이 자극적이거나 기름기가 많은 것, 단것은 피할 것
- 채소, 해조류를 많이 섭취하기

- **탈수되지 않도록 조심한다.**
- **몸을 자주 움직인다.**
- **금연한다.**
- **수면 부족, 과로를 피한다.**
- **평소 혈액 순환에 도움이 되는 음식을 섭취한다.** 양파, 염교, 가지, 부추, 검은 목이버섯, 파슬리, 강황, 시나몬, 코코아, 식초, 된장 무침, 낫토 등의 발효 식품, 정어리 · 고등어 등의 등푸른생선

그밖에 반신욕으로 몸을 따뜻하게 하고 워킹이나 요가로 몸을 움직일 것을 추천한다. 땀을 과도하게 흘리지 않도록 격한 운동은 삼가는 게 좋다.

스트레스를 잘 발산할 방법을 찾는 것도 중요하다. 외식은 줄이고 되도록 매일 같은 시간에 식사하며 균형 있는 영양을 섭취하도록 하자.

대표적인 한의학

어혈을 개선하는 한약을 '**구어혈제(驅瘀血劑)**'라고 한다. 강하게 작용한다고 좋은 것은 아니다. 너무 강한 처방은 체력을 소모시키므로, 복용하는 사람의 체력과 어혈의 정도에 맞춰 조정한다. 통상은 당귀(當歸), 목단피(牡丹皮), 도인(桃仁, 복숭아씨), 홍화(紅

花), 대황(大黃) 등의 생약을 사용한다.

어혈의 정도가 심한 '건혈(乾血, 혈이 졸아서 달라붙는 상태)'에는 수질(水蛭), 자충(蟅蟲, 식용 바퀴벌레), 맹충(虻蟲, 등에) 등 동물생약을 사용하기도 한다. 계지복령환(桂枝茯苓丸, 170페이지)은 어혈에 가장 많이 쓰이는 한약이다. 구어혈약 중에서는 중간 정도의 강도인데, 응용 범위가 넓어서 여러 가지 증상에 효과가 있다.

단 어혈을 제거하는 작용이 있지만, 혈(血)과 기(氣)를 보충하는 성분은 적다. 그래서 체력이 약한 사람에게는 다른 처방과 조합하여 복용하거나 소량만 복용하도록 하고 있다. 또 임신 중에는 기본적으로 쓸 수 없다. 이 몇 가지만 주의한다면 아주 깔끔하고 기분 좋은 효과를 볼 수 있는 처방이다.

침구를 이용해 어혈을 제거할 때는 '**자락(刺絡)**'이라는 방법을 쓴다. 예로부터 거머리가 피를 빨아먹게 하여 울혈을 제거하는 민간요법이 사용되었다. 현재도 치료에 의료용 거머리를 쓰는 곳이 있지만 통상은 의료용 침과 부항을 사용한다.

또 제1장 29페이지에서 소개했는데, '타침(打鍼)'을 이용해 복부의 어혈을 포함한 응어리에 자극을 가하여 치료하기도 한다.

> **추천 경혈**
>
> • 격수(膈俞, 142페이지)
>
> • 혈해(血海, 142페이지)
>
> • 삼음교(三陰交, 143페이지)

◎ 월경과 어혈의 관계

여성이 건강하게 지내기 위해서는 월경 기간을 어떻게 보내는 것이 매우 중요하다.

생리통, 월경불순, 난소낭종(초콜릿 낭종), 월경혈에 덩어리가 있는 증상 등은 어혈 때문에 나타난다. 골반 내부에 혈액이 잘 돌지 못하면 혈이 정체하고 어혈이 생성되어 자궁근종이나 내막증, 불임으로 발전하기도 한다.

월경 전, 월경 중, 월경 후에는 몸의 리듬이 크게 달라지며 동시에 배의 상태도 달라진다.

배란기에서 월경 전까지의 고온기에는 몸에서 무언가를 쌓아두려 하기 때문에 기·혈·수가 정체되기 쉽고, 짜증이 나거나 식욕에 이상이 생긴다. 부어서 체중이 늘기도 한다. 자극적인 음식, 유제품, 정크푸드 따위를 내키는 대로 먹으면 어혈이 생기기 쉬우므로, 월경전증후군(PMS)의 증상이 자주 나타나고 월경통도 심해진다. 이 시기의 복증의 특징은 다음과 같다.

- 전체가 팽팽하고 단단함
- 어혈 압통점에 현저한 반응이 나타남
- 심하비

이상과 같은 증상이 평소보다 두드러지게 나타난다.

월경기에 알고 있어야 할 기본 사항

월경이 시작되면 혈이 배출됨과 동시에 몸이 냉해진다. 몸(특히 허리 아래)을 따뜻하게 하여 월경혈이 깨끗하게 배출되도록 한다.

월경 시에 새겨둘 것

- 하반신을 따뜻하게 해주는 복장을 한다. (특히 배 주변과 허리, 발목)
- 체온 이하의 음식물을 피한다. (생채소, 과일, 얼음이나 주스 등)
- 여유를 가진다.

월경 시에 피해야 할 것

- 목 위쪽의 자극(펌이나 염색, 머리 감기나 두피 케어)

- 생리 1일째 입욕 · 머리 감기

- 마사지나 격한 운동

- 밤새우기

- 치과 치료

- 머리나 몸을 피곤하게 하는 일

- 눈을 쓰는 일(스마트폰, 컴퓨터)

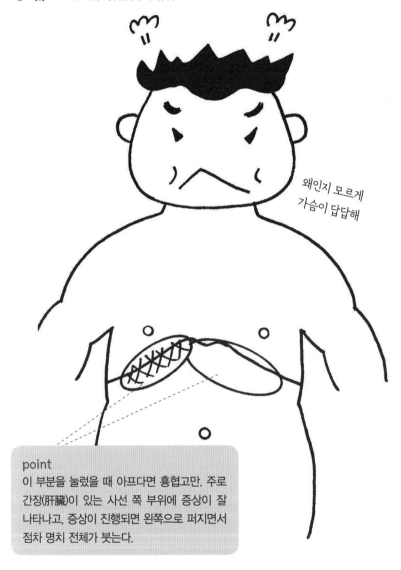

복증(腹證)8

흉협고만(胸脇苦滿)

왜인지 모르게
가슴이 답답해

point
이 부분을 눌렀을 때 아프다면 흉협고만. 주로
간장(肝臟)이 있는 사선 쪽 부위에 증상이 잘
나타나고, 증상이 진행되면 왼쪽으로 퍼지면서
점차 명치 전체가 붓는다.

'흉협(胸脇)'이란 가슴과 겨드랑이, 즉 전흉부(前胸部)와 양 겨드랑이 밑에 있는 늑골에 덮여 있는 부분을 가리킨다. 이 부분에 압박감이나 이상한 느낌이 있고, 가슴이 답답하고 불편한 상태를 흉협고만이라고 한다. 복진은 가슴 부위가 아니라, 늑골의 맨 아래쪽을 따라 계륵부(季肋部) 가장자리에서 이루어진다.

'혹시 나도?' 하는 생각이 든다면 먼저 바닥에 똑바로 누워서 몸의 힘을 뺀다. 손가락 끝을 늑골 아래를 따라 대고 위를 향해 꾹 눌러보자. 손가락 끝이 계륵부의 안쪽으로 들어갔는데, 저항감이나 압통이 느껴지지 않는다면 문제가 없다. 일단 우측 계륵부의 가장자리를 확인하고 나서 좌측을 확인한다.

반면 흉협고만이 있는 사람은, 우측 또는 양 늑골의 아래쪽에 팽만감이나 부종이 있어서 누르면 저항감과 압통이 있다. 흉협고만은 대개 간장(肝臟)이 있는 우측에 나타나는데, 심해지면 양쪽으로 퍼진다. 사람에 따라서는 이 부분에 손가락이 들어가지 않는 경우도 있다.

늑골의 가장자리 부분과 옆구리는 평소 잘 의식하지 않는 부위일 것이다. 천천히 주의 깊게 만져보자.

〈흉협고만인 사람은〉

배의 상태

만져 봐서는 잘 모르겠더라도, 다음 증상이 있으면 흉협고만이라고 판단할 수 있다.

- 위(胃)와 옆구리 부근이 뻐근해서 괴롭다.
- 브래지어나 속옷을 입으면 숨이 막힌다.
- 벨트를 차면 가슴이 답답하다.
- 넥타이를 꽉 조여 매고 싶지 않다.
- 한 번에 많이 먹을 수 없다.

즉 '흉협고만'이라는 말 그대로 '가슴 부근이 뭔가 답답하다…'고 느끼는 사람은 흉협고만일 가능성을 염두에 두고, 일상생활에 주의하기 바란다.

위험군

한의학에서는 스트레스보다 '**간(肝)**' 기능의 저하로 기가 정체(울체)되어 흉협고만 상태가 된다고 본다.

그러나 간에 이상이 생긴다고 해도 병원에서 진찰을 받아보면 검사에서는 '이상 없음'이라는 진단을 받는 경우가 대부분이다. 한의학에서 말하는 간은 이른바 간장의 작용을 할 뿐 아니라 기혈을 몸속에 순환시켜 순조롭게 기능하도록 조절하는 역할도 있다고 알려져 있다. 이것은 검사로는 알 수 없기 때문에 자율신경실조나 우울 상태로 진단이 내려져 가벼운 정신안정제 등을 처방받는 경우도 많다고 한다.

잘 나타나는 증상

흉협고만의 증상(가슴과 옆구리가 어딘지 모르게 답답한 느낌 등)은 다음과 같은 병의 한 가지 증상으로 나타난다.

감기[風邪] / 인플루엔자 / 편도염(扁桃炎) / 기관지염(氣管支炎) / 폐렴(肺炎) / 흉막염(胸膜炎) / 위장염(胃腸炎) / 간염(肝炎) / 스트레스 / 정신질환(精神疾患)

어떠한 원인으로 열이 쌓여서 횡격막 주위에 있는 장기(폐, 간장, 소화기 등)가 염증을 일으키고, 그 결과 몸이 위험하다고 판단해 **횡격막을 비정상적으로 긴장시켜 나타나는 증상**이다.

그러나 감기에 걸렸다고 갑자기 이러한 상태가 되는 것은 아니며, 보통은 4~5일 지나서 감기가 잦아들기 시작할 즈음 증상이 나타난다. 땀으로 다 발산하지 못한 열이 체내에 쌓이기 시작하면서 배의 근육에 영향을 미치기 때문이다. 한 가지 이상한 것은 감기처럼 열이 나는 일과성 질환뿐 아니라, 열이 나지 않는 만성병에서도 이 증상이 나타난다는 사실이다. 만성 간염, 정신질환 등이 그러하다. 이 또한 횡격막의 긴장을 원인으로 본다.

《상한론》에서는 흉협고만이 나타나는 단계를 '**소양병(少陽病)**'이라 부른다. 여기에 이르기까지의 단계는 다음과 같다.

태양병(太陽病) 병의 초기. 체표를 통해 사기(邪氣)가 들어와 한기, 발열, 목과 어깨의 경직 증상 등이 나타난다. 발한(發汗)을 조정하여 치료한다.

양명병(陽明病) 소화관에 병사가 침입한다. 주로 하제(下劑)를 써서 치료한다.

소양병(少陽病) 깨끗하게 치료되지 않으면 체표도, 소화관도 아닌 횡격막에 병사가 머무른다. 이 소양병의 특징적인 증상이 흉협고만. 소양병 단계에서는 태양병일 때 쓰는 '한법(汗法, 발한시키는 치료법)'이나 양명병 치료인 '하법(下法, 배설시키는 치료법)'은 사용할 수 없으며, '**화법(和法, 조화시키는 치료법)**'이라는 방법으로 치료한다. 다루기가 까다로워 치료가 길어지는 경우가 많으며 증상도 다양하다.

주의해야 할 생활습관(양생)

간(肝)과 관계가 깊은 '흉협고만'에서는 간의 대적인 '과잉 스트레스'나 '분노의 감정'을 잘 다스리는 것이 중요하다. 양생법으로는 다음과 같은 것이 있다.

- 좋아하는 일을 하며 기분 전환을 한다.
- 따끈한 온도의 물에서 여유롭게 탕욕을 한다.
- 아로마테라피, 향, 좋아하는 향이 첨가된 입욕제를 사용한다.
- 산책, 요가, 태극권 등 운동을 한다. (점수를 겨루는 과격한 스포츠는 역효과)
- 속옷과 복장은 낙낙하게 갖춰 입는다.

식생활에서는 위장에 부담을 주는 음식을 줄이고, 담백한 음식으로 잘 씹어서 먹도록 한다. 그리고 다음과 같은 부분에 주의해야 한다.

- 육류와 튀김, 유제품, 기름기가 많은 음식, 자극적인 음식을 피한다.
- 간의 작용을 보조하는 신맛이 나는 음식을 적절하게 섭취한다.
- 음주를 피한다.

또 감기와 같은 급성병에 걸렸는데, 의외로 식욕이 생긴다면 주의해야 한다. 위장에 병사가 침입했는데도 필요 이상으로 먹어서 위장에 부담을 줄 수 있기 때문이다. 그뿐만 아니라 몸에 열이 차는 것을 많이 먹으면 모처럼 낫기 시작한 감기가 재발할 수 있다.

대표적인 한의학

흉협고만의 증상은 '**시호제**(柴胡劑, 생약인 시호가 배합된 한약)'의 사용 여부를 결정하는 데 중요한 기준이 된다.

소양병의 대표 처방 '**소시호탕(小柴胡湯)**'은 '삼금탕(三禁湯)'이라는 별칭이 있다. '발한, 설사, 구토'를 유발하는 세 가지 치료법을 모두 쓸 수 없는 경우에 소시호탕이 사용되기 때문이다. 기혈의 흐름이 조화를 이루게 하고 부조를 달래어 부드럽게 치료한다. 소시호탕을 비롯해 시호제를 쓰는 치료법을 '화법'이라고 부른다.

소시호탕 이외에도 병의 상태나 체력에 따라 다양한 처방을 쓴다. 예컨대 복진 시 눌렀을 때의 저항감·압통의 정도에 따라 다음과 같이 처방한다.

- **저항감과 압통이 강할 때** 대시호탕(강한 효과가 있는 시호제, 172페이지)
- **중간 정도일 때** 소시호탕
- **약할 때** 시호계지건강탕(순한 효과)

시호제는 스트레스 사회에 없어서는 안 될 좋은 약이다. 그러나 체질에 맞지 않는 강도의 시호제를 선택하면 큰 부작용이 나타날 수 있기에 특히 장기간 복용하는 경우는 주의가 필요하다.

체질에 맞는 시호제를 복용한 뒤 초조함이 사라지고 욱하는 일이 없어졌다는 사람들도 있다. 간(肝)의 과잉 방어 반응이라고도 할 수 있는 흉협고만이 해소되면 감정적으로 편안해지고 너그러워져서 자잘한 것에 신경 쓰지 않게 되는 것이 아닐까?

단, 시호제는 기(氣)의 흐름을 개선해 주는 반면 기나 혈을 소모하여 몸을 건조하게 만든다는 결점이 있다. 따라서 허약 체질인 사람, 출산이나 수술을 한 사람, 본래 몸이 건조하거나 혈이 잘 소모되는 고령자들은 반드시 전문가와 상담하기 바란다.

그밖에도 흉협고만에 처방하는 한약에는 **시호가용골모려탕(柴胡加龍骨牡蠣湯), 사역산(四逆散), 시호계지탕(柴胡桂枝湯**, 174페이지), **시호계지건강탕(柴胡桂枝乾薑湯), 가미소요산(加味逍遙散), 보중익기탕(補中益氣湯)** 등이 있다. 처방을 잘못하거나, 특히 순한 약을 복용해야 하는 사람에게 센 약을 썼을 때 부작용이 생기기 쉽다. 상태에 맞는 처방이 있음을 알아두었다가 한의사와 상담하면 도움이 될 것이다.

◎ 주의!
시호제의 부작용

1996년 어느 날, 신문의 1면을 장식한 충격적인 기사가 있었다. '한약 부작용으로 10명 사망'이라는 기사였다. 당시 내가 근무하던 약국에는 '지금 ○○○라는 한약을 복용하고 있는데 괜찮을까요?' 하는 문의가 쇄도하여 잠시 전화가 폭주했다.

그때까지 한약은 '원료가 생약이라 안전하다', '효과가 나타나는 데 시간이 걸리지만 부작용이 없다'라는 인상이 정착되어 있었는데, 이 보도로 한약의 안전 신화가 깨진 셈이다.

이 사건에서 문제가 된 한약이 바로 만성 간염의 치료를 위해 처방된 '소시호탕'이다. 만성 간염에는 효과적인 치료법이 별로 없어서 당시에도 항바이러스제인 인터페론을 복용하는 것이 상식이었다.

그러나 '소시호탕으로 만성 간염의 간(肝) 기능 장애를 개선할 수 있다'는 내용의 연구 논문이 발표된 뒤 소시호탕이 널리 알려져 사용자가 100만 명에 이르렀다.

냉정하게 생각해 보면, 이렇게 많은 사람이 복용했으니 별별 부작용이 나와도 이상할 것이 없다. 그렇지만 사망자가 나온 만큼 큰 사회 문제가 되었다. 이 사건에서 나타난 부작용은 **간질성폐렴**

(間質性肺炎)이었다. 항생 물질이 듣지 않는 골치 아픈 폐렴으로, 체력이 약한 사람이 복용하면 죽음에 이를 수 있다.

같은 만성 간염이라도 걸린 사람의 체력과 저항력이 어떠한가에 따라 상태는 달라진다. 초기 단계일 때는 앞서 이야기한 소양병 시기에 소시호탕이 적합할 때도 있지만, 간경변이 병발한 경우 이미 그 시기를 지났다고 볼 수 있다. 이때 소시호탕을 복용하면 오히려 체력이 소모되어 최악의 경우 이 사건과 같이 죽음을 초래할 수 있다.

처방한 의사 대다수는 병의 상태나 체력에 따라 조절해야 하는 한방의 기초 이론을 이해하지 못하고 '만성 간염'이라는 병명 하나만으로 소시호탕을 처방했던 것 같다. 한방이라서 무조건 안전하다고 믿고 있는 것은 아닌지, 현재도 주의를 촉구해 주는 사례라고 생각한다.

추천 경혈

- 비근(痞根, 143페이지)

- 기문(期門, 144페이지)

- 태충(太衝, 144페이지)

피부병과 한의학

피부병을 잘 고칠 수 있게 되면 비로소 어엿한 한의사라고 할 수 있을 만큼 한의학에서 피부병 치료는 어렵다고 알려져 있다. 피부병에 걸렸다고 나타나는 특징적인 복증은 없다. 그만큼 피부병 환자의 복증은 다양하다. (그래서 이 책에서는 번외편에 소개한다.)

피부는 우리 몸에서 제일 큰 '장기'다. 동양의학에서는 '피부에는 내장의 상태가 드러난다'고 보는데, 피부병 치료에서도 복진은 큰 의미를 지니고 있다.

내가 한방을 공부하기 시작한 무렵, 스승인 테라시 보쿠소 선생으로부터 이런 에피소드를 들었다.

테라시 선생이 쇼와의 명의 오즈카 요시노리 선생 문하에서 수행을 하던 당시, 한 환자가 원인 불명의 피부병으로 진찰을 받으러 왔다고 한다. 오즈카 선생은 복진을 한 뒤 '이 피부병이 어떠한 것인지는 잘 모르겠으나 이 배[腹]는 "계지복령환(桂枝茯笭丸)의 증(證)"이다'라고 말하며 실제로 계지복령환을 처방했고, 그 환자의 피부병은 금세 나았다고 한다. 계지복령환이 어혈을 풀어주는 한약으로 가장 많이 사용된다. 응용 범위가 넓고 여러 가지 증상에 효과가 있음은 알려져 있었지만 피부병에도 효과가 있다는 사실에 테라시 선생도 놀랐고 한다.

테라시 선생은 "피부병은 어려워. 낫고 안 낫고가 명확하게 결과로 나오니까" 하는 말을 하기도 했다.

피부병은 따뜻하게 해야 할 때 차게 하는 처방을 하면 순식간에 악화될 수 있다.

또 한의학 처방에 따라 '명현'이라는 심한 부작용이 나타날 수 있으며, 달인 약을 한 모금 넘기자마자 가려움이 온몸으로 퍼졌다는 환자도 있었다. 한약은 무조건 오래 먹어야 효과가 있다고 생각하기 쉬운데 성공인지 실패인지 그 결과가 즉각 나오기도 한다. 불안을 부채질하려는 것이 아니라, 실제로 아토피성 피부염을 비롯해 '피부병이 덧나는' 경우, 원인은 하나가 아니라 여러 가지일 가능성이 있다.

그렇기 때문에 치료를 할 때는 어디부터 손을 대야 할지 우선순위를 잘 매겨야 한다. 치료도 장기간 걸리는 경우가 많으므로 치료하는 측도 환자도 안달하는 것은 금물이다. 한마음으로 함께 열심히 치료에 임하고자 하는 마음가짐이 필요하다. 이처럼 여러 가지 요소를 정복해야 비로소 성공하는 것이 피부병 치료다.

피부병의 치료~ '한'과 '열'을 판별한다

그렇다면 피부병 환자의 경우 복진으로 무엇을 진단할까? 보통 이런 경과를 거친다.

복진을 하여 몸에 나타나는 문제를 철저히 파악한다.

문제의 증상이 개선되면 피부병이 호전된다.

피부병 환자뿐 아니라 나는 이제까지 진찰을 해 오면서 '폭신하며 적당한 온기와 습기가 있는' 갓 쳐낸 찹쌀떡 같은 이상적인 배를 가진 사람은 만나본 적이 없다.

무언가 증상이 나타나면 한의학의 사고로 봤을 때 대부분은 어떤 문제가 있다.

한의학에서 피부병을 치료할 때는 피부 상태만 살피는 것이 아니라 '몸 전체를 진찰하고 문제가 있는 부분을 치료'하는데, 그러다 보면 결과적으로 피부 상태도 개선되곤 한다.

피부병 치료에서는 병의 원인이 **열(熱)**에 있는지 **냉기(冷氣)**에 있는지를 판별하는 것이 매우 중요하며 다음과 같이 처방하는 것이 한약의 원칙이다.

- **열이 원인이라면 식히는 치료** 열을 식혀 주는 한약 처방과 양생, 열을 식히기 위한 침 치료 등
- **냉기가 원인이라면 따뜻하게 하는 치료** 따뜻하게 해주는 한약 처방과 양생, 족욕과 반신욕, 뜸 등

잘못 처방하는 경우 불에 기름 붓는 격이 되어 증상을 더욱 악화시킬 수 있다.

피부에 염증이 생기거나 출혈이 있는 것은 '열(熱)'에 의한 증상이다. 환부를 포함하여 몸 전체가 뜨겁다면 식혀 주는 치료를 한다.

식양생(食養生)으로는 마늘과 고추 등의 향신료나 술과 고기 등 몸에 열을 쌓이게 하는 음식은 가급적 피하고, 식사량도 전체적으로 줄이는 편이 좋다.

그런데 예컨대 피부에는 열감이 있고 색도 붉은데 배를 만지면 차가운 경우, 즉 몸의 부위에 따라 열과 한의 모순이 있다면 주의해야 한다. 이를 '**진한가열**(眞寒假熱, 냉하지만 열증의 증상이 있다)'이라고 하는데, 본질은 냉하지만(한증) 양기가 몸의 체표를 누르고 정복하여 열증의 증상[발열, 안면홍조, 구갈(口渴), 팔다리를 가만 놔두지 못하는 '번조(煩躁)' 등]을 보이는 것을 말한다.

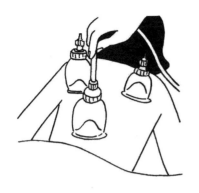

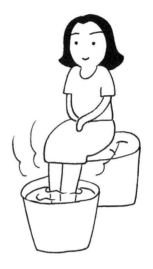

피부병에서 중요한 것은 식힐지, 따뜻하게 할지를 판단하는 것이다. 부항(위)으로 혈행을 개선하거나 족욕(오른쪽)으로 따뜻하게 한다.

이처럼 실제로는 냉기가 원인인데, 겉으로 보이는 증상에 속아서 몸을 식히는 치료를 하면 증상은 한층 더 악화된다.

진한가열에 의한 피부병 증례

40대 여성이 가려움증을 호소하며 내원한 적이 있다. 피부과에서 스테로이드제를 처방받았는데, 몇 달이 지나도 계속 악화되기만 하자 한방 치료를 시도해 보려고 온 것이다. (스테로이드제가 나쁘다는 의미는 아니다. 이것은 다시 설명한다.)

이유를 모르겠다고 해서 일단 무엇이 원인인지 찾아나갔다. 문진으로 일상생활에 대해 알아보니 식사 부분에서는 큰 문제가 없어 보였다. 가정식을 중심으로 직접 만들어 먹는다고 했다. 단 풀타임 근무를 하면서 집안일을 하고, 취미로 무술 연습을 상당히 열심히 한다는 점, 또 피부에서 침출액(누르스름한 액체로 혈액 성분의 일종. 염증 때문에 모세혈관이 확장되어 피부에서 스며 나온 것)이 나오고, 발에 강한 냉기와 부종이 있음을 확인할 수 있었다. 복진을 해보니 전체적으로 피부가 차갑고 생기가 없으며 특히 하복부는 힘이 없고 흐늘흐늘한 감촉이었다. 피로의 축적과 체내 수의 편재가 있다고 판단하여 먼저 한약은 인진오령산(茵蔯五苓散)을 처방하고, 전체적으로 활동을 조금 자제하도록 조언했다.

복용을 개시하자 조금씩 개선되는가 싶더니 얼마 지나서 증상이 폭발적으로 전신에 퍼지고 가려움이 심해졌다며 내원했다. 몸의 표면에는 열이 차서 새빨간데, 몸의 심지에서는 냉한 기운이 있어서 30도 가까운 기온이었음에도 코트를 입고 진찰을 받으러 왔다. 무슨 일이 있었는지 물었더니 한약을 복용하고 조금 상태가 나아져서 오랜만에 무술 연습을 한 뒤 차가운 주스를 마셨는데 그후 급격히 악화되었다는 것이다.

한약은 몸을 강력하게 따뜻하게 해주는 복령사역탕(茯苓四逆湯)으로 바꾸어 처방하고, 음식물은 모두 체온 이상의 것만 먹도록 지도했다. 그랬더니 이튿날 아침에 침출액의 분비가 멎고 가려움도 없어졌다고 한다.

그러니까 과로로 증상이 완전히 낫지 않은 상태에서 운동을 해서 땀을 흘린데다가, 차가운 주스를 마셔서 몸의 심부가 극도로 차가워지자 열이 몸의 표면으로 밀려나서 진한가열의 상태가 되어 급격하게 증상이 악화된 사례다.

여름 동안 찬 음식물을 섭취하거나 냉방, 발한을 지나치게 하지 않아야 하며, 몸이 피곤할 때는 무술 연습을 쉬거나 연습량을 줄이라고 당부하고 치료를 끝냈다. 그 후 여러 해가 지났지만 재발하지 않고 충실한 하루하루를 보내고 있다고 한다.

피부병과 스테로이드제

나는 한약과 침구를 중심으로 치료하고 있지만 결코 서양의학을 부정하는 입장은 아니다. 피부병도 일단 피부과에서 진단을 받아 표준적인 치료를 하는 것은 필요하다고 생각한다.

물론, 피부과에서 처방해 주는 스테로이드제로 피부의 염증을 억제하니 잠깐은 증상이 나아졌지만 금세 재발하거나 더 악화되었다는 환자도 많다.

하지만 스테로이드제는 '올바르게 사용하면' 좋은 약이다. 그

약효로 증상의 일시정지 버튼을 누르고 있는 동안 몸의 자연치유력이 작용하여 근본부터 치료가 된다면 문제가 없다. 일찍이 나도 화장독으로 얼굴이 새빨갛게 부어오르고 밤에 잠을 못 잘 정도로 가려워서 피부과에 다닌 적이 있다.

그때 스테로이드제의 일종인 린데론 연고를 처방받았는데 진찰해 준 선생(독특한 어조의 할아버지 선생이었다)이 직접 바르는 방법을 알려주었다.

"이렇게 손가락 끝에 묻혀서 특히 붉은 부위에 톡톡 찍어 올려놓고 잘 펴 바르세요."

배운 대로 발랐더니 이튿날 부기가 거의 가라앉았고, 며칠 지나자 완치되어 직장에 복귀할 수 있었다. 이후 지금까지 재발하지 않고 잘 지내고 있다. 그런데 연고 바르는 방법을 이렇게 자세하게 가르쳐 주는 예는 많지 않은 것 같다.

어느 날 내원한 환자가 스테로이드제를 얼굴에 바르는 모습을 보고 놀란 적이 있다. 스테로이드 연고(게다가 효과가 최강 수준인)를 손에다가 힘껏 쭉 짜더니 얼굴 전체에 눌러 바르는 게 아닌가.

당황해서 "항상 그렇게 바르셨나요?"라고 묻자 "네, 계속 이렇게 발랐는데요?" 하는 것이다.

이제까지 의사나 약사가 바르는 방법을 가르쳐 준 적도 없고, 약이 금방 떨어져서 자주 처방을 받으러 갔는데도 별다른 얘기를 듣지 못했다는 것이다.

반대로, 필요 이상으로 스테로이드제를 두려워해 제멋대로 사용을 중단하거나 지나치게 소량만 바르는 사례도 있다.

스테로이드제는 장기간 되풀이해서 사용할 때 문제가 된다. 그렇게 하면 점점 약효가 들지 않아 더 강한 약을 쓰게 되고 끊기가 어려워진다. 자기 판단으로 갑자기 사용을 중지하면 리바운드 증상으로 고생하게 된다. 심한 경우는 급격한 증상 악화로 구급차에 실려 가기도 한다. 탈(脫)스테로이드는 자기 판단이 아니라 전문가와 상담하면서 단계적으로 하는 것이 중요하다. 한의학 치료를 병용하면 큰 부작용 없이 탈스테로이드에 성공할 가능성이 높으니 주위에 신뢰할 수 있는 전문가가 있다면 상담해 보도록 하자.

한의학으로 새로운 방향에서 접근하여 몸을 바로 잡으면 근본적인 치료로 이어질 수 있기 때문이다.

과식이 피부병의 원인!

피부병을 악화시키는 원인에는 의복(사용된 소재 등)이나 주거(먼지 등), 그 밖에 여러 가지가 있는데, 그중에서도 식사의 영향이 크다. 식사는 매일하는 것이기에 의지만 있으면 비교적 단기간에 피부병을 개선해 줄 수 있다.

피부병은 위장을 바로 잡고 정체된 어혈을 제거해야 근본적인 치료가 이루어진다. 그러기 위해서는 환자 스스로가 양생을 실천해야 하는데, 생활습관을 바꾸기란 의외로 쉽지 않은 법이다.

특히나 음식 조절은 만만치가 않다. '내가 좋아하는 것=먹지 말아야 할 것'인 경우가 많으며, 아토피성 피부염의 치료는 곧 식욕과의 싸움이다. 게다가 많은 환자들이 좋아하는 밀가루 음식이나 설탕 등은 중독성이 있어서 끊기가 좀처럼 쉽지 않다.

환자들은 '식양생(食養生)'이 알레르기를 일으키는 물질만 피하면 되는 것으로 생각하는 경우가 많다. 그래서 나는 문진(問診)할 때 "요새 무엇을 드십니까?" 하고 물어서 어디에 문제가 있는지를 점검한다.

현대인의 대다수는 과식을 한다. 아무리 먹은 음식이 좋았다 한들 과식을 했다면 나을 병도 낫지 않는다. '마른 사람이 더 많이 먹는다'는 말이 있는데, 여기서 '많이 먹는다'란 타인과 비교했을 때 그렇다는 것이 아니라 당사자의 소화력 이상으로 먹는 상태를 말한다.

실제로 나를 찾아왔던 중증 아토피성 피부염 환자는 거의 모두가 날씬했다. 그리고 대식가였다. 먹는 속도도 빠르고 별로 씹지 않고 삼키는 사람도 많다.

이러한 환자들에게 '먹어도 안찌는 대신, 그 독이 전부 피부로 올라와요'라고 설명하면 많은 사람들이 수긍했다.

가장 이상적인 것은 한번 정식 지도자 밑에서 단식을 하여 자신의 적량을 파악하는 것인데, 여의치 않다면 부족하다 싶은 양을 섭취하는 것으로 대체하여 얼마간 지속해 봐도 효과를 볼 수 있다.

먹지 말아야 할 것이 있다?

피부병이 있는 사람은 일반적으로 다음과 같은 식재의 섭취를 피하는 것이 좋다.

- **알코올, 향신료 등**
- **설탕, 과일 등 단것**
- **밀가루 제품(빵, 파스타, 라면, 우동 등)**
- **토마토, 감자 등 가지류 채소**
- **기타** 초콜릿, 유제품(우유, 요구르트 등), 커피, 떡, 포테이토칩, 피넛, 낫토

'기타' 항목은 무조건 제한하는 것이 아니라, 환자마다 특별히 신경 써서 주의해야 할 음식이 다르므로 문진을 통해 확인한다. 대체로 제일 좋아하는 것, 주 3회 이상 먹는 것은 금기 음식인 경

우가 많다. 특히 아토피 환자들에게는 편식하는 경향이 강하게 나타난다.

그중에서도 낫토, 유제품이 몸에 좋다고 상시 먹는 사람들이 많은데 금하도록 하고 있다. 여기까지 듣고 '다 빼면 먹을 게 없네…' 하고 울상이 되는 사람도 있다. 그런 사람들은 이미 그 식품에 중독된 상태라고 볼 수 있다.

"그럼 뭘 먹어야 하나요?" 하고 탄식하며 묻는 사람에게는 가정식을 먹으면 거의 모든 문제가 해결된다고 말한다. 사람마다 조금씩 다르지만 실제로 다음과 같이 식사하도록 지도하고 있다.

① 밥을 거르지 않는다.

② 발효 식품을 적당량 먹는다. (요구르트가 아닌 절임류, 된장 등)

③ 빵을 끊는다.

④ 칼로리를 액체 형태로 섭취하지 않는다. (주스, 우유 등)

⑤ 같은 것만 먹지 않는다.

⑥ 부식은 계절 채소를 중심으로

⑦ 동물성 식품은 어패류를 중심으로

⑧ 설탕, 유지(트랜스 지방산, 산화된 오래된 기름)를 많이 섭취하지 않도록 주의

⑨ 되도록 안전한 식품을 선택한다.

⑩ 천천히 꼭꼭 씹어서 먹는다.

    피부병은 치료에 장기간이 소요되는 경우가 많으므로, 양생법 지도는 도중에 좌절하지 않도록 실천이 가능한 것부터 제안한다. 갑자기 100점 만점인 식사를 목표로 할 것이 아니라 일단은 60점 정도를 목표로 하자.

    예컨대 외식하는 것을 전제하는 사람에게 '세끼 모두 집에서 가정식을 만들어 드세요'라고 한들 지키기 어려울 테니 적당한 식당을 찾는 것부터 제안한다. 가급적 가정식 메뉴가 있는 식당, 조리실이 있어서 갓 지은 도시락 등을 판매하는 식당을 고르도록 지도한다.

◎ 그 밖의 양생법~ 입욕법

    피부병도 그렇지만 어떤 치료나 양생법에도 절대적인 방법이란 존재하지 않는다. 환자 저마다 가지고 있는 문제가 다르기 때문이다.

맨 처음에 이야기했듯이 식사가 커다란 요인이기는 하지만, 과로나 냉기, 환경 등이 주된 요인이 되기도 하고, 뜻밖의 원인이 감추어져 있을 때도 있다. 실제로 이에 메운 금속이 습진을 유발하여, 그것을 제거하자 습진이 완치되었던 사례도 있다.

양생이란 식사뿐 아니라 생활 전반에 이른다. 입욕을 예로 들면, 입욕을 통해 피부의 청결함을 유지하는 것은 중요하다. 그러나 증상에 따라서는 피부 상태를 악화시키는 경우도 있어서 임기응변식 대응이 필요하다.

따뜻하면 악화되는 경우, 미지근한 물로 샤워를 해서 청결을 유지한다.

몸 전체가 차거나 열(熱)오름증으로 발이 찬 '상열하한(上熱下寒)'이라면 족욕이나 반신욕으로 시간을 들여 따뜻하게 한다. 피부가 건조하다면 땀을 많이 흘리지 않는 것이 좋으므로 탕욕이나 사우나, 암반욕을 장시간 하지 않도록 주의하자.

또 피부병이 오래가서 '태선화(苔癬化, 피부의 건조가 심해서 거칠고 두꺼워진 상태이다. 또 코끼리 피부라고도 부른다)'가 진행되었다면 반신욕으로 신진대사를 촉진시켜 주는 입욕법이 좋다.

어떤 경우든 비누나 바디 샴푸를 써서 피부를 박박 미는 것은 좋지 않으며, 기본적으로는 미지근한 탕에서 아무것도 바르지 않고 손바닥으로 살살 씻는 것이 좋다.

꼭 비누를 쓰고 싶다면 거품을 만들어 거품으로 씻도록 하자. 머리를 감을 때는 자신에게 맞는 성분의 샴푸를 고르고, 몸에 닿지 않도록 잘 씻어낸다. 단 상처 부위가 있다면 비누나 샴푸는 사용을 삼가자. 상처 부위를 통해 직접 들어간 성분이 알레르기를 일으키는 알레르겐이 될 수 있기 때문이다. 온천에서 악화된 증례도 많으므로 증상이 있을 때는 가지 않는 것이 좋다.

원인을 생각하고 한의학 치료를 통해 자연치유력을 높이는 것은 어떤 경우에나 치료에 도움이 된다. 나도 치료를 할 때 환자의 인생을 시계열로 보면서 원인을 포착해 내는 것을 매우 중요하게 여긴다. 이렇게 해서 증상에서 해방된 환자가 늘어나고 행복해져서 돌아가는 모습을 볼 수 있다는 것은 임상가로서 더없는 기쁨이다.

여기를 누르면 OK 복진 경혈 일람

여기서는 이 책에서 소개한 복증에 대응하는 경혈을 소개한다. 경혈을 찾는 방법과 누르는 방법은 57페이지를 참고하기 바란다.

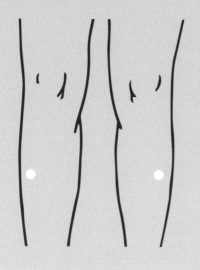

풍륭(豊隆)

양쪽 정강이의 약간 바깥쪽에서 무릎과 발목의 딱 중간쯤에 위치한다. 위(胃)와 관련이 깊은 경혈로 담음(痰飮, 병적이며 불필요한 수분)을 체외로 배출한다. 과식이나 과음을 한 뒤에 손가락으로 누르면 좋다.

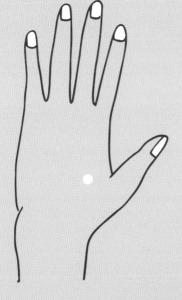

합곡(合谷)

손등 쪽, 엄지와 검지의 뼈가 갈라지는 지점에서 약간 검지 쪽에 위치해 있다.

어깨 결림, 초기 감기, 고혈압, 목에서 위쪽에 나타나는 증상 전반(두통, 치통, 눈의 피로 등)에 효과가 있으며, 폭넓게 사용되는 만능 경혈 중 하나다. 검지 쪽으로 강하게 눌러도 좋고, 뜸도 효과가 있다.

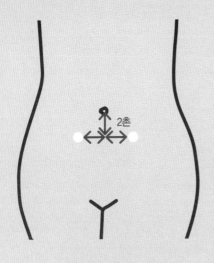

대거(大巨)

배꼽에서 2촌 아래, 양옆으로 2촌 되
는 곳에 있다. (동신촌법으로 잰다. 57
페이지 칼럼 참조)
체내 여분의 수분을 빼내어 복부의
긴장과 변비를 해소한다. 뜸이 효과적
이다.

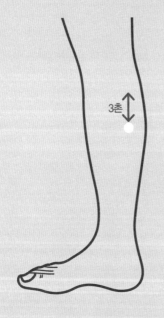

음릉천(陰陵泉)

무릎 밑 3촌, 발목에서 위로 올라가면
서 누르다가 손가락이 걸리는 지점에
있다. 피로를 풀어 주는 경혈로 알려
져 있는 족삼리(141페이지)의 반대쪽
에 있다.
특히 하반신의 여분의 수분을 원활하
게 배출하고, 발의 부종, 냉기, 설사에
도 효과가 있다. 조금 강하게 누르는
것이 좋다. 피부가 얇은 부위이므로
뜸을 뜰 때는 화상을 입지 않도록 주
의해야 한다.

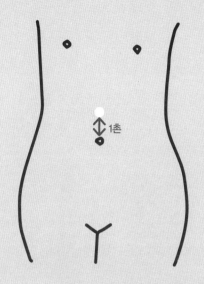

수분(水分)

배꼽 위로 1촌 되는 곳에 있다. '물을 나눈다'는 이름 그대로 수분을 조정해 주는 혈로, 수독의 증상 전반(설사, 빈뇨, 부종 등)에 효과가 좋다.

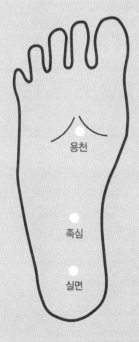

용천(湧泉)·족심(足心)·실면(失眠)

발바닥에 있는 경혈에는 공통적으로 수의 흐름을 개선하여 부종을 해소하는 작용이 있다.

눌러 주어도 좋고, 뜸도 효과가 있다. 족심은 부종에, 실면은 불면증이나 무릎 통증에도 효과가 있다. 그중에서도 용천은 '생명력이 샘처럼 솟는다'는 의미의 만능 경혈이다. 신기(腎氣)를 보충하고 피로회복, 냉기·수분 조절, 혈액 순환의 개선을 돕는다.

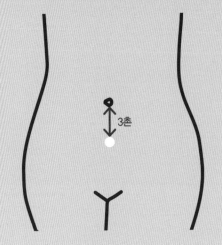

관원(關元)

배꼽 밑 3촌 되는 곳에 있다. 이른 바 '단전(관원과 기해 부근)'이라고 불리는 곳으로, 생명력을 배양한다. 생명력을 보충해 주는 현관이라는 의미의 경혈로 권태감, 설사, 체력 저하, 건망증, 냉기 등에 효과가 있다. 여성 질환(월경불순, 월경통, 불임증 등), 성욕감퇴, 발기부전 등에도 효과가 있다.

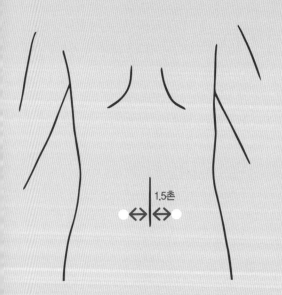

신수(腎兪)

배꼽 높이에서 허리에 손을 올렸을 때 엄지가 닿는 부위(척추에서 1.5촌 되는 지점)에 있다. 신기를 보하고, 냉기와 요통, 비뇨기계 증상에 효과가 있다.
엄지손가락을 대고 허리를 뒤로 젖히듯이 하여 누르면 힘이 잘 실린다.

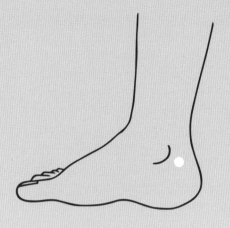

태계(太谿)

안쪽 복사뼈와 아킬레스건 사이의 움푹 들어간 곳에 위치하며 박동이 느껴지는 부분이다.

신경의 원혈(原穴)(각 경락의 근원이 되는, 자연치유력을 높이는 경혈)로, 신허의 증상 전반을 망라한다.

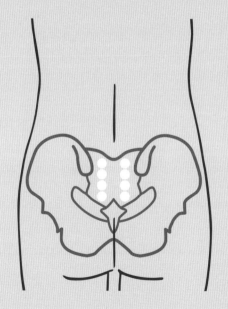

선골(仙骨)의 '팔료혈(八髎穴)'

선골에 있는 8개의 경혈이다. 따끈한 샤워기 물을 20~30초 쏘여 단번에 따뜻하게 하자. 선골이 따뜻해지면 몸 전체의 혈행(血行)이 좋아져서 냉기를 개선할 수 있다.

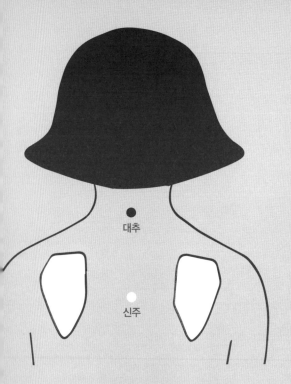

신주(身柱)

고개를 앞으로 숙이고, 목 뒤의 튀어나온 부분 '대추(大椎)'에서 순서대로 만져 내려가다가 세 개 밑에 있는 돌기가 제3흉추극돌기다. 그 바로 밑이 '신주'다. 건중탕을 사용하는 소아 야뇨증, 경련, 어른의 경우 스트레스가 원인인 위장 장애에 효과적이다. 입욕 시에는 일단 이 부위에 따끈한 샤워기 물을 20～30초간 쏘여 주면 좋다. 뜸도 효과적이다.

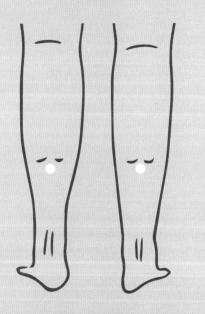

승산(承山)

발뒤꿈치에서 종아리 쪽을 향해 손가락으로 누르며 올라오다 보면 오목한 곳에서 손가락이 걸리는데, 그 지점이 승산이다. 다리에 쥐가 잘나는 사람은 평소에 뜸을 뜨면 좋다. 입욕 후 종아리 전체에 오일 마사지를 해주는 것도 효과적이다.

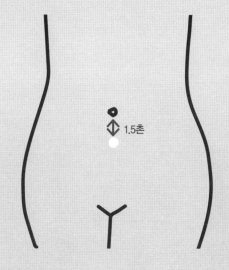

기해(氣海)

배꼽 밑으로 1.5촌(손가락 2개분) 되는 지점이다. '기(氣)의 바다'라는 이름대로 기를 받아들여서 생명력을 높인다. 월경불순, 월경통, 불임증, 발기부전 등에 효과가 있다.

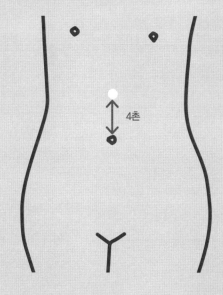

중완(中脘)

배꼽 위로 4촌(3촌=손가락 4개+1촌=엄지손가락)되는 지점이다. 위(胃)의 부조에 특효인 경혈로, 위의 증상 전반(더부룩함, 소화불량, 위통, 만성 위염, 위부 불쾌감)에 효과가 있다. 속이 안 좋을 때는 세게 누르지 말고, 뜸이나 손난로 또는 손으로 따뜻하게 해주는 것이 좋다.

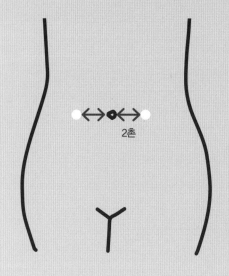

천추(天樞)

배꼽의 양옆으로 2촌 되는 지점에 있다. 대장의 기능을 촉진하여 설사나 변비, 배가 땅기는 증상에 효과가 있다. 증상이 심할 때는 중완, 관원(關元, 136페이지)에 함께 뜸을 뜨면 좋다.

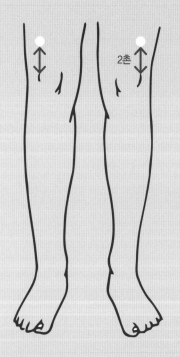

양구(梁丘)

슬두(膝頭) 바깥쪽 상단에서 2촌 되는 곳에 있다. 과식, 과음 등에 의한 급성 위통에 효과가 좋다. 조금 강하게 눌러도 된다.

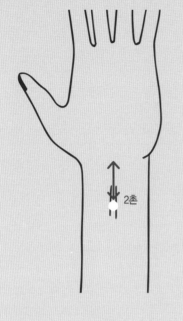

내관(内關)

손목에서 2촌 떨어진, 두 힘줄의 한 가운데 있다.

자율신경을 조절하여 위장(胃腸)의 수독(水毒)을 배출해준다. 메스꺼움, 차멀미, 입덧 등에 효과가 있다. 시원함이 느껴질 정도로 천천히 지압하거나 붙이는 타입의 침(180페이지)을 이용하자.

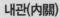

2촌

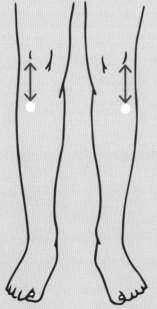

족삼리(足三里)

무릎 밑 바깥쪽의 오목한 곳에 집게 손가락을 두고, 나머지 세 손가락을 올렸을 때 새끼손가락이 닿는 지점이다.

만능 경혈로 유명하며, 마쓰오 바쇼(작가)도 여행 전에 꼭 뜸을 떴다는 경혈로 그의 기행문 《오쿠노 호소미치》에도 등장한다. 위장의 증상, 발의 피로, 무릎 통증, 비염과 부비동염 등에 널리 효과가 있다.

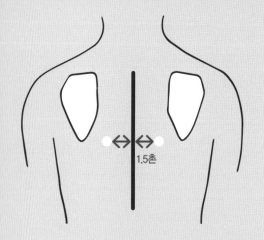

격수(膈俞)

좌우 견갑골 밑을 이은 선상에서, 척추 바깥쪽으로 1.5촌 떨어진 지점에 있다. 혈액 순환을 도와 어혈을 개선한다.
지압이 유용하다.

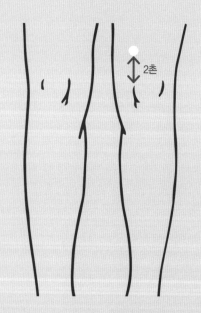

혈해(血海)

무릎의 접시뼈 위, 안쪽 코너에서 2촌 올라간 지점이다. '피'가 '바다'와 같이 대량 모이는 곳이라는 의미에서, 여성의 '혈(血)의 도증(道症)', 월경통, 월경불순, 불임증, 갱년기 장애 등에 효과가 있는 만능 경혈이다. 지압이나 뜸을 뜨면 좋다.

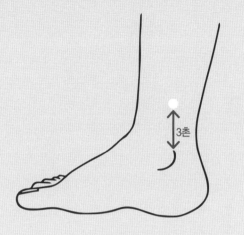

삼음교(三陰交)

안쪽 복사뼈의 가장 높은 곳에서 3촌(손가락 4개를 모아 검지가 닿는 지점)되는 곳이다. 세 개의 음의 경락[비경(脾經)·간경(肝經)·신경(腎經)]이 교차하는 지점으로 부인과계 증상에 효과적이다. 뜸을 추천한다. 월경통이 심하다면 이 삼음교에서 혈해까지의 선상을 엄지로 천천히 지압하자.

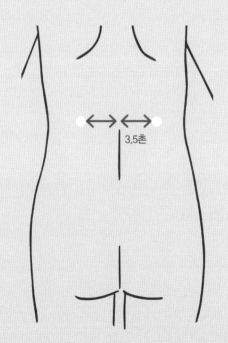

비근(痞根)

허리에서 조금 위쪽으로 만져 올라가다가 몸의 중심에서 3.5촌, 늑골에 닿는 지점이다. 이 경혈을 주먹으로 가볍게 통통 두드려서 가슴과 배가 울린다면 간이 피로하며 위장의 작용이 약해졌다는 증거다. 엄지손가락을 대고 조금 뒤로 젖히듯 하여 지압을 하면 좋다. 숙취, 더부룩함, 요통 등에 효과가 좋다.

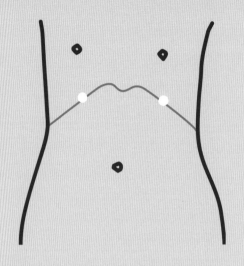

기문(期門)

유두에서 똑바로 밑으로 내려와 늑골과 교차되는 지점이다. 오른쪽 '기문'에 중지를 대고 허리를 천천히 숙여서 자극한다.

간(肝) 기능을 조정하여 정신적 스트레스를 완화하고, 자율신경, 불면증(不眠症), 월경불순에 효과가 있다. 딸꾹질을 멈추는 경혈이기도 하다.

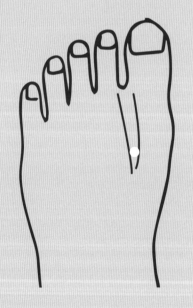

태충(太衝)

엄지발가락과 둘째발가락 사이를 타고 올라가다가 손가락이 걸리는 지점에 있다.

간의 작용을 바로 잡고, 기가 상승해서 생기는 열오름증, 초조감, 불면 등에 효과적이다. 지압을 추천한다.

위(胃)는
단순히 소화기관이 아니다!

한의학에서 위(胃)는 단순히 음식물을 소화시키는 기관이 아니다. 위에는 살아 가는데 필요한 에너지인 '기'를 만들어내는 작용이 있다고 간주한다. 위의 작용 이 약해서 '위기(胃氣)'가 정체하면 위가 풍선처럼 부풀어서 배를 압박한다. 이 러한 상태를 '기체(氣滯)'라 부른다. 기란 눈에 보이지는 않지만 몸속을 흐르고 있다. 피곤하거나 병에 걸리면 기의 흐름이 나빠져서 기체가 되고, 냉기, 경직, 열, 부종 등의 변화가 피부에 나타난다고 본다. 이 변화를 읽어 내어 침과 뜸 등 을 이용해 기의 흐름을 조정한다.

'위기'는 통상 몸속에서 아래쪽을 향해 한 방향으로 흐른다. 보통은 입을 통해 들어온 음식물이 소화되어 항문까지 운반되는 흐름을 탄다. 이 흐름이 순조로우 면 정체하거나 역류하는 현상은 생기지 않는다.

반대로 위기와 형제관계인 '비기(脾氣)'는 몸속을 위로 향해 흐른다.
몸이 건강할 때는 위기와 비기가 서로 힘을 모아 기를 몸속의 필요한 곳으로 운 반해준다. 그러나 위기와 비기가 잘 조화를 이루지 못하면 위기가 흐르지 못하 고 심하에 정체된다. 또는 위기가 역상하여 트림이나 구토 등의 증상을 일으키 기도 한다.

이 책에서 꼽은 세 가지 복증(腹證)인 '심하비(心下痞), 심하비경(心下痞硬)', '위내정수(胃內停水)', '정중심(正中芯)' 모두 공통적으로 조심해야 할 것이 바로 위(胃)를 포함한 소화기를 바로잡는 일이다. 게다가 주된 원인인 음식부절(음식을 잘 조절하지 못해 불규칙하거나 양이 부적절한 상태)과 스트레스를 가능한 한 없애는 방향으로 몸의 상태를 바로잡아 나가는 것이 중요하다.

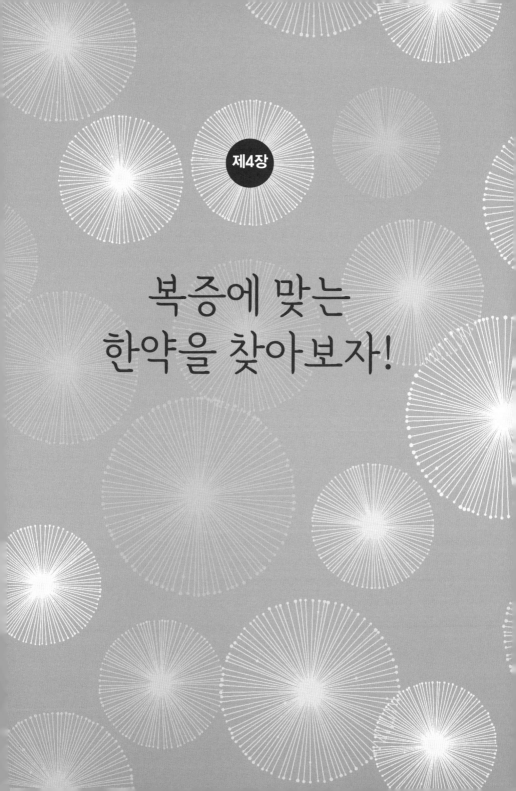

제4장

복증에 맞는
한약을 찾아보자!

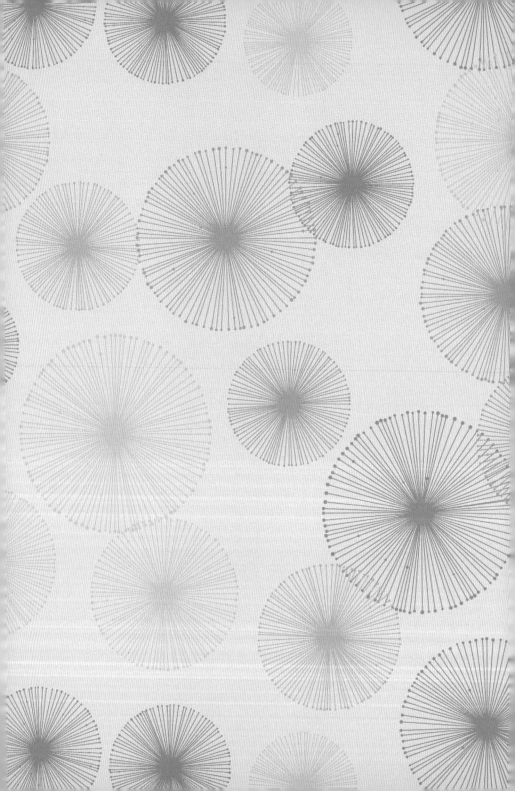

◎ 한약의 효과가 다른 것은 장(腸) 탓?

한약의 효과와 장(腸)의 관계를 잠깐 짚어보려고 한다.

최근 '장(腸)은 제2의 뇌(腦)', '뇌장상관(腦腸相關)' 등 장(腸)의 중요성이 주목을 받고 있다. 내장세균의 작용이 기분이나 감정, 면역계 등 사람의 건강과 큰 연관이 있다고 알려져 있다.

한약에 들어 있는 성분은 장내세균에 의해 분해되는 과정을 거쳐 장에서 체내로 흡수된다. 그 역할을 하는 장내세균의 종류나 수에는 개인차가 있어서 똑같은 한약을 복용해도 사람에 따라 효과가 다른 것이다.

단 한약을 먹이로 하는 장내세균이 증식하여 장내 밸런스가 달라지면 처음에는 효과가 없던 한약도 복용을 지속하는 동안 효과가 나타날 수 있다. 또 한약을 복용하기 시작하면 '명현(暝眩)'이라는 호전반응이 나타날 수가 있다. 제1장에서 소개한 명의(名醫) 요시마스 토도(吉益東洞)는 '명현이 일어나지 않는 약은 효과가 없다'라고까지 말했다. 복용해서 배가 부드러워지고, 설사를 하는 등의 반응은 한약에 의해 장내 밸런스가 변화되는 것으로 약효가 나타나고 있는 증거라고 할 수 있다. 단, 너무 증상이 심해서 신경이 쓰일 때는 반드시 전문가와 상담하기 바란다.

한의학에서는 예로부터 장(腸)을 상당히 중요하게 생각해 왔다.

중국의학의 고전《비위론(脾胃論)》에는 '어떤 질환의 치료에서든 일단 비위(=위장의 작용)를 바로잡는 것이 우선한다'고 나와 있다. 위장의 상태가 나쁘면 약도 흡수하지 못해 기대만큼 약효가 나타나지 않기 때문이다.

《비위론》이 저술된 시대에는 아직 장내세균의 존재가 밝혀지지 않았기에 경험적으로 깨달은 것이겠지만 현재의 연구 성과와도 합치하는 사고다.

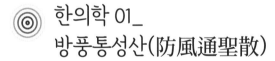

한의학 01_
방풍통성산(防風通聖散)

- **대응하는 복증** 실만(큰북 배)
- **효능 · 효과** 체력이 충실하고 복부에 피하 지방이 많으며 변비에 잘 걸리는 사람에게 다음 증상이 나타날 때: 고혈압과 비만을 동반하는 동

계 · 어깨 결림 · 열오름증 · 부종 · 변비, 축농증(부비동염), 습진 · 피부염, 뾰루지(여드름), 비만증

다이어트 처방으로 유명하지만, 본래 다이어트를 위한 처방은 아니었다. '장독(臟毒)을 치유'하여 피부병과 정신 질환, 감염증을 치료했다. 나는 피부병에 이 처방을 자주 쓴다. 한의학에서는 몸의 표면에 있는 피부를 '표(表)', 소화관을 '이(裏)'라고 부르는데, 방풍통성산은 '표리쌍해제(表裏雙解劑)', 즉 표와 이에서 동시에 독을 빼내는 처방이다. 이 처방을 복용하고 언제부터인지 표의 증상인 화분증과 비염 증상이 사라졌다는 이야기를 종종 듣는다.

 방풍통성산은 18종류의 비교적 많은 생약으로 구성되어 있다.

당귀(當歸), 작약(芍藥), 천궁(川芎), 산치자(山梔子), 연교(連翹), 박하(薄荷), 생강(生薑), 형개(荊芥), 방풍(防風), 마황(麻黃), 대황(大黃), 망초(芒硝), 백출(白朮), 길경(桔梗), 황금(黃芩), 감초(甘草), 석고(石膏), 활석(滑石)

처방을 구성하는 생약은 각기 담당하는 역할이 있는데, 군약, 신약, 좌약, 사약으로 분류된다.

군약(君藥)은 그 처방 가운데 주군에 해당하는 중심적인 역할을, 신약(臣藥)은 주군을 보조하는 대신, 그 밑으로 좌약(佐藥), 사약(使藥)이 보좌한다고 생각하면 된다.

방풍통성산은 생약의 종류가 많아 군신, 좌사로 분류하기 어려운데, 본래 대황과 망초가 군약이며, 여기에 감초를 더한 **조위승기탕(調胃承氣湯)**이 기본이다. 'ㅇㅇ승기탕'이라는 이름의 한약은 실만(實滿)에 많이 처방된다.

'ㅇㅇ한의학변비약'이라는 이름의 시판 약에는 보통 **대황**이 들어 있는데, 변통(便通)을 도와 어혈을 배출한다. **망초**는 내장으로 수를 끌어 들여 단단해진 변을 부드럽게 만든다.

이 콤비가 소화관인 '이'에서 노폐물인 '장독(臟毒)'을 배출해 주는 작용을 한다.

당귀, 작약, 천궁은 혈을 배양하고, **백출**과 **생강**은 불필요한 수를 원활하게 배출하여 위장의 작용을 강하게 한다. 그 밖의 생약은 열을 식히거나 발산시키는 작용을 통해 쌓인 열을 '표'로 발산시킨다.

단, 승기탕을 포함한 대황과 망초가 배합된 처방은 복용 시 주의해야 한다. 몸에서 변이나 땀을 내보낸다는 것은 에너지가 필요한 일이기 때문이다.

내가 막 한의학에 입문했을 당시 '마시기만 해도 살이 빠지는 그런 대단한 약이 있다니!' 하고 감격해서, 곧바로 방풍통성산을 복용했는데 결과는 참혹했다. 설사를 심하게 해서 복용을 중지했더니 이번에는 변비로 고생을 하고, 원기도 떨어져 감기까지 걸렸다.

　살을 좀 빼고 싶다는 막연한 생각으로 방풍통성산을 사러 약국을 찾는 여성들이 있는데 주의해야 한다. 방풍통성산이 딱 맞는 여성은 많지 않다. 제3장에서도 기술했지만 이 처방은 '실만'의 복증이 있는 사람 가운데 꼭 필요한 경우에만 효과를 볼 수 있다. 게다가 그 사람의 적정 체중 이하로 빼는 것은 보통 불가능하다. 별 생각 없이 장기 복용을 했다간 몸이 망가질 수 있다.

◎ 한의학 02_ 방기황기탕(防己黃耆湯)

- **대응하는 복증** 허만(개구리 배)
- **효능 · 효과** 체력 중등도 이하로, 쉽게 피로를 느끼고 땀을 잘 흘리는 경향이 있는 사람에게 다음 증상이 나타날 때 : 비만에 따른 관절 부기와 통증, 부종, 다한증, 비만증(근육에 긴장이 없는 이른바 물살)

피부가 희고 통통한 이른바 물살 체질인 사람을 위한 다이어트 처방으로 제품화되어 있다. 몸이 쉽게 피로해지고, 움직이기 싫어하는 사람이 많다. 그래서 근육이 줄어들어 약해지고 그 결과 기초대사가 저하되어 별로 먹지 않아도 살이 찐다. 게다가 디저트나 과일, 단 음료수 등 당질이 많고 찬 것을 좋아한다.

이 유형은 에너지가 부족해서 대사 기능이 활발히 이루어지지 못하는 '기허(氣虛)' 상태라 할 수 있다.

한의학에서는 생명을 유지하는 에너지인 '기(氣)'가 위장에서 만들어지는 것으로 간주한다. 기가 부족하면 쉽게 피로를 느낄 뿐 아니라 몸을 다잡아 주는 기능이 저하되어 근육에 긴장이 없어진다. 배뿐 아니라 엉덩이와 허벅지도 축 처진다. 또 땀샘이 잘 수축되지 않아 땀을 쉽게 흘리는 것도 기가 부족하기 때문이다.

또 기허 상태에서는 대사에 늘 문제가 따라 다닌다. 수분대사가 저하되어 쉽게 부으며, 여분의 수가 기의 작용을 방해한다. 이에 남은 에너지는 갈 곳을 잃고 지방이 되어 쌓인다. 이것이 '먹지 않아도 살찌는' 이유다. 또 여분의 수가 관절에 쌓이면 무릎과 발목 등 관절통의 원인이 된다.

그렇다고 무턱대고 감식을 하면 오히려 더 살이 찐다. 일시적으로는 빠질지 몰라도 결국 리바운드된다. 위장의 작용을 바로잡아, 섭취한 에너지를 잘 사용하도록 함으로써 여분의 지방이 축적되지 않도록 하는 것이 중요하다.

처방 방기(防己), 황기(黃耆), 창출(蒼朮) 또는 백출(白朮), 생강(生薑), 대조(大棗), 감초(甘草)

처방명에 있는 방기와 황기는 처방을 구성하는 6종류 생약의 기둥이다.

군약인 **방기**는 하반신의 불필요한 수분을 중력에 거슬러 끌어 올려서 배출한다. 무릎과 발목 등에 물이 차서 아픈 관절통에도 효과가 있다.

황기는 위장 기능을 강화시켜 기를 보하는 방법으로 기허를 개선한다. 또 피부를 튼튼히 해주고 땀샘을 수축해 주어 땀을 비정상적으로 흘리지 않도록 해준다.

백출은 몸속의 수의 불균형을 조정하여 여분의 수를 배출한다.

생강, 대조, 감초는 위장 작용을 원활하게 해준다.

이처럼 방기황기탕은 기를 보하는 '**보기(補氣)**'를 통해 기허를 개선하고, 여분의 수를 배출하는 '**이수(利水)**' 작용으로 체내의 수분 밸런스를 맞춰 준다. 그 결과 비만, 관절통, 부종 등을 개선해 주는 한의약이다.

이와 더불어 평소 생활 속에서 가급적 몸을 움직일 기회를 늘리자. 가벼운 운동을 통해 근육을 유지하는 것이 중요하며 무리하게 심한 운동을 할 필요는 없다. 음료수도 한 번에 많이 마시지 말고,

입욕 시에도 온도와 시간을 조정하여 땀을 과도하게 흘리지 않도록 주의하자.

◎ 한의학 03_ 팔미지황환(八味地黃丸)

- **대응하는 복증** 소복(배꼽 밑)불인 · 소복구급(小腹拘急)
- **효능 · 효과** 체력이 중등도 이하로, 쉽게 피로해지고 손발이 차며 요량 감소 또는 다뇨로, 때로 구갈(口渴)이 있는 사람에게 다음 증상이 나타날 때 : 하지통, 요통, 저림, 눈이 침침해지는 현상(고령자), 가려움, 배뇨곤란, 잔뇨감, 야간뇨, 빈뇨, 부종, 고혈압에 수반되는 다양한 증상의 개선(어깨 결림, 두중, 귀울림), 가벼운 요실금

팔미지황환은 배뇨 장애에 쓰이는 한의약으로, 근년 일반 의약품으로 판매되고 있다. 한의학에서는 신허(腎虛)의 대표적인 처방이다.

한의학에서 말하는 '신(腎)'은 서양의학에서 말하는 신장의 기능, 즉 소변을 생성하여 배출하는 기능 뿐 아니라 다음 내용과 깊

이 관련되어 있다.

- 성장과 발육의 촉진
- 배란과 월경, 정자의 생성과 운동, 임신 등의 생식 기능
- 놀람과 두려움의 감정
- 몸을 따뜻하게 하는 작용
- 공기를 체내로 깊이 들이는 작용
- 귀, 머리카락의 상태

앞의 효능에 기재된 증상이 바로 신의 작용이 저하될 때 나타나는 '신허' 증상이다. 사실 이 증상은 나이를 먹음에 따라 생기는 증상과 공통되는 것이 많다.

이러한 증상에 대처할 때 서양의학에서는 비뇨기과, 정형외과, 내과 등 여러 진료과에서 각 증상에 해당하는 약을 처방하는데, 한의학에서는 팔미지황환 등 보신(補腎) 약으로 신허의 모든 증상에 대응한다.

원전인 《금궤요략》에는 팔미지황환을 복용할 때는 '주복(酒服)' 즉 술과 함께 복용하라고 지시하고 있다. 특히 냉기가 강할 때는 백탕에 청주를 1티스푼 정도 넣어 복용하면 좋다.

처방 지황(地黃), 산수유(山茱萸), 산약(山藥), 택사(澤瀉), 복령(茯苓), 목단피(牧丹皮), 계피(桂皮), 부자(附子)

한의학에서는 생약을 셀 때 미(味)라는 글자를 사용한다. 즉 팔미지황환은 8종류의 생약으로 구성된 처방이다. 이 가운데 지황에서 목단피까지의 생약은 육미환이라는 처방이다. 육미환은 소아과에서 사용하는 처방으로 신음(腎陰)을 보충한다. 여기에 신양(腎陽)을 보충하는 생약, 계피와 부자를 첨가한 것이 팔미지황환이니, 이는 신음과 신양을 모두 보하는 처방이라 할 수 있다. '신'은 신음과 신양의 두 가지 작용을 하는데, 이들의 균형도 중요하다. '신양'은 몸을 따뜻하게 하거나 정상적인 기능을 하게 해주는 에너지의 원천이며, '신음'은 몸에 보습과 영양을 주는 작용을 한다. 냄비를 데우는 불을 '신양'에, 냄비에 들어간 물을 '신음'에 비유하면, 불인 '신양'이 약하면 냄비가 따뜻해지지 않고, 냄비에 든 물인 '신음'이 너무 적으면 냄비가 타버린다.

신양이 부족한 상태를 '신양허'라고 하는데, 보통 냉기 때문에 빈뇨, 요통, 야간뇨 등의 증상이 나타난다. 팔미지황환은 주로 신양허에 대응하는 처방이다.

반대로 신음이 부족한 상태를 '신음허'라고 한다. 대개 허리와 다리가 풀려 하반신에 힘이 들어가지 않으며, 영양이 부족하고 보습이 유지되지 못해 열이 잘 오르고, 안구 건조, 손발이 달아오르는 증상이 나타난다. 육미환은 신음허에 대응하는 처방이다.

◎ 한의학 04_ 억간산(抑肝散)

- **대응하는 복증** 복피구급(특히 좌복직근 상부의 긴장), 심하비
- **효능·효과** 체력이 중등도이며 신경이 흥분되어 화를 잘 내고 초조해하는 사람에게 다음 증상이 나타날 때 : 신경증, 불면증, 소아야제(小兒夜啼), 소아감증(小兒疳症, 신경과민), 이갈이, 갱년기 장애, ※혈의 도증

※혈의 도증이란, 월경, 임신, 출산, 산후, 갱년기 등 여성 호르몬이 변화함에 따라 생기는 정신불안과 초조함의 감정 등 정신 신경 증상 및 신체 증상을 말한다.

억간산은 원래 소아 경련이나 야제에 사용되는 처방인데, 근년에는 치매에도 억간산을 처방한다. 드링크제 등 일반 의약품으로도 나와 있으니 그만큼 이 처방에 대한 수요가 많다고 볼 수 있다. 복피구급에서는 복직근의 긴장이 특히 좌측에 많이 나타난다고 알려져 있는데, 처방할 때는 좌우에 특별히 연연할 필요가 없다.

다만 치매에 쓰는 경우 병 자체를 개선한다기보다, 흥분과 조바심에 의해 일어나는 치매의 문제 행동을 억제하는 데 사용한다. 소아용 처방을 고령자에게 쓴다는 사실이 신기했는데, 생각해보면 어린이와 고령자에게는 공통된 부분이 있으니 수긍이 갔다.

억간산을 맨 처음 기재했다고 알려진 《보영촬요(保嬰撮要)》에는 '자모동복(子母同服)'이라는 말이 나온다. 어린이의 어떤 증상에 억간산을 처방할 때는 그 모친에게도 함께 억간산을 처방하라는 의미다. 아이가 병에 걸렸다면 엄마는 그 이상으로 걱정과 불안으로 신경이 과민해져 치료가 필요하다는 것을 날카롭게 간파하여 배려한 것이다.

실제로 정신 증상으로 억간산을 복용하는 아이의 엄마는, 어느 쪽이 환자인지 분간하기 어려울 만큼 마음고생으로 대부분 여윈다.

또 '자모'에서 나아가 부친, 치매인 사람을 간호하는 가족 등 환자를 돌보는 사람들도 함께 복용해야 하지 않을까 생각한다.

아이의 경우 '노비타·자이언(일본만화 도라에몽에 등장하는 인물명－역주) 증후군'이라고도 불리는 '주의력결핍·과잉행동장애(ADHD)'에도 사용된다. 노비타처럼 수업 중에도 가만히 있지 못하고 돌아다니는 부주의형, 자이언처럼 툭하면 화를 내는 과잉행동·충동형과 양쪽을 병행한 혼합형이 있는데, 억간산은 모든 유형에 사용할 수 있다.

처방 조구등(釣鉤藤), 시호(柴胡), 감초(甘草), 당귀(當歸), 천궁(川芎), 복령(茯苓), 백출(白朮)

조구등에는 진정·진경(鎮痙, 경련을 진정시키는 것) 작용이 있으며, 한의학에서는 간목(肝木)을 안정시킨다고 알려져 있다. 조구등, **시호**, **감초** 모두 간기(肝氣)의 긴장을 완해해 주고 신경의 흥분을 가라앉힌다. **당귀**는 간의 혈을 보충하여 혈의 흐름을 좋아지게 한다. **천궁**은 기의 흐름을 원활하게 해주고 간혈(肝血)의 소통을 돕는다. **복령**과 **백출**은 정체한 수를 제거한다.

◎ 한의학 05_ 소건중탕(小建中湯)

- **대응하는 복증** 복피구급, 복피연약(힘이 없다)
- **효능·효과** 체력이 허약해 쉽게 피로를 느끼고, 복통이 있고 혈색이 나쁘며, 때로 동계, 손발의 달아오름, 냉기, 도한, 코피, 빈뇨 및 다뇨 등을 동반하는 사람에게 다음 증상이 나타날 때 : 소아 허약 체질, 피로 권태, 만성 위장염, 복통, 신경질, 소아 야뇨증, 야제

처방명에 들어가 있는 '중'은 중초(中焦)를 말하며, 위장이 있는 부위다. 그곳을 다시 바로잡는 작용을 하는 처방에 '~건중탕'이라는 이름이 붙는다.

효능에는 어린이의 증상을 열거했는데, 한의학에서는 어린이를 작은 어른으로 보지 않고, 위장의 기능이 미완성된, 어른과는 다른 생물체로 간주한다. 허약 체질, 야제, 야뇨증(밤에 오줌싸기)은 언뜻 보면 서로 관련이 없어 보이지만 위장이 약한 '비허'일 때 나타나는 증상이라는 공통점이 있다. 그러므로 어린이 환자에게는 일단 소건중탕을 복용토록 하면 놀랄 만큼 효과를 보는 경우가 많다. 오래도록 야뇨증으로 고생하던 한 고교생 환자가 소건중탕을 복용한 뒤 완전히 나아서 안심하고 수학여행에 참가했던 사례도 있다.

어른도 위장이 약해서 생기는 증상에는 소건중탕을 비롯한 건중탕류를 종종 사용한다.

 처방 계피(桂皮), 작약(芍藥), 생강(生薑), 대조(大棗), 감초(甘草), 교이(膠飴)

소건중탕은, **계지탕**에 작약의 양을 배로 하여 달이고 마지막에 엿을 첨가한 것이다. 계지탕은 여러 가지 처방의 기본이 되는데,

체표를 장벽처럼 지켜주는 위기(衛氣)를 강화한다. 여기에 작약이 배로 들어가면 복직근의 긴장에 작용을 가한다.

군약인 **교이(膠飴)**는 쌀 등의 전분을 엿 상태로 만든 것인데, 단맛으로 긴장과 급성 통증을 누그러뜨려 활력을 준다.

관련된 처방으로는 소건중탕에 기를 보충해 주는 황기를 첨가한 '황기건중탕', 혈을 보충하는 '당귀건중탕' 그리고 따뜻하게 하는 작용이 소건중탕보다 강력한 '대건중탕' 등이 있다.

◎ 한의학 06_
반하사심탕(半夏瀉心湯)

- **대응하는 복증** 심하비/심하비경
- **효능 · 효과** 체력이 중등도로, 명치가 답답하고 때때로 오심 · 구토가 있으며, 식욕부진에 배가 꾸르륵거리고, 변이 무르거나 설사가 잦은 사람에게 다음 증상이 나타날 때 : 급 · 만성 위장염, 설사 · 연변, 소화불량, 위하수, 신경성 위염, 위약, 숙취, 트림, 가슴 쓰림, 구내염, 신경증

반하사심탕의 '심(心)'은 명치 부근(심하)을 가리키며, '사(瀉)'는

제거한다는 뜻이다. 명치(심하)가 답답함[비(痞)]을 풀어주는 한의약이라고 생각하면 될 것이다.

내가 먹고 마시는 것은 아래를 향하는 '위(胃)의 기'와 위로 향하는 '비(脾)의 기'가 조화롭게 작용하여 소화·흡수되는데, 그 균형이 무너져 상하로 기가 잘 교류되지 않으면 '심하비'의 상태가 된다.

반하사심탕을 처방하는 증상 가운데 '복중뇌명(腹中雷鳴)'이 있다. 이것은 속이 비어 있지 않은데도 꾸르륵하고 천둥 같은 소리가 나는 것을 말한다. 소화기에 있는 수분을 많이 머금은 미소화물이 열 때문에 움직였을 때 나는 소리다. 이 상태는 '한열합결(寒熱合結)'이라 하며, 한사와 열사가 맞붙어 음양의 균형이 무너진 상태다.

폭음폭식 특히 기름기가 많은 음식과 찬물을 동시에 먹거나, 맥주나 주스를 과음했을 때 나타나기 쉽다. 폭음폭식을 하지 않더라도 상시 위의 부조와 정신적 스트레스가 있기에 그로부터 생기는 구취, 구내염과 구각염의 개선도 기대할 수 있다.

 처방　황련(黃連), 황금(黃芩), 반하(半夏), 건강(乾薑), 인삼(人蔘), 감초(甘草), 대조(大棗)

군약인 **황련**과 **황금**은 모두 맛이 쓰고 차게 하는 성질을 가지고 있다. 따라서 심하에 들어찬 열을 식혀 명치의 답답한 느낌[痞]을 풀어준다.

반하와 **건강**은 맵고 따뜻하게 하는 성질을 지니며, 기를 순환시켜 비를 해소한다.

한과 열이 뒤섞인 증상이라서 이렇게 차게 하는 생약과 따뜻하게 하는 생약이 배합되어 있는데, 목적은 모두 '비를 해소하는 것'이다.

인삼, 감초, 대조는 위장의 기능을 높여 기를 보충한다.

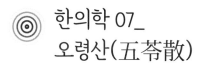

한의학 07_
오령산(五苓散)

- **대응하는 복증** 위내정수, 심하비
- **효능 · 효과** 체력과 관계없이 사용할 수 있다. 목이 마르고 소변량이 적으며, 어지럼증, 구토감, 구역질, 구토, 복통, 두통, 부종 등을 동반하는 사람에게 다음 증상이 나타날 때 : 수양성 설사, 급성 위장염(※후중기(後重氣)일 때는 사용하지 말 것), 경련, 두통, 부종, 숙취

※후중기(무지근한 배–역주)란, 잔변감이 있으며 반복해서 복통을 동반한 변의를 느끼는 것. 자동차멀미, 뱃멀미 등에 응용되기도 한다. 노로 바이러스나 구토·설사증, 열중증 등에도 응용할 수 있다. 비가 오기 전이나 태풍, 계절이 바뀔 때 기압의 변화에 약한 사람의 어지럼증이나 두통에도 효과가 좋다.

이러한 다채로운 증상의 공통점은 수분 정체에 의해 발생하는 증상이라는 것인데, 한의학에서는 그 원인을 수독으로 본다. 오령산을 처방을 받았다면 복증과 함께 혀를 관찰해 보면 좋다. 혀가 탱탱하고, 치흔이 있거나 백태가 끼어 있는 경우가 많다.

오령산이 일반 '이뇨제'와 다른 점은 수(水)를 필요 이상으로 배출하지 않으며 몸속의 수의 불균형을 해소한다는 점이다. 이뇨제는 혈액량을 줄여 혈압을 떨어뜨리기 위해 강제적으로 이뇨를 시키는데, 이뇨제를 써도 발의 부기는 그대로라는 환자를 종종 봐왔기에 오령산과는 효능이 다르다는 생각이 든다.

오령산은 없어도 되는 곳에는 수가 정체되고 필요한 곳에는 수가 부족하여 목이 마를 때 효과가 있다. 또 물을 벌컥벌컥 마시자마자 토하는 것을 '수역(水逆)'이라고 하는데, 영유아에게 자주 나타나는 이 증상에도 처방한다.

 처방 택사(澤瀉), 저령(豬苓), 복령(茯苓), 백출(白朮), 계지(桂枝)

다섯 가지로 구성된 단출한 처방으로 효능도 깔끔하다. **택사**는 신에 작용하고, **복령**과 **저령**은 수를 조절하며, **백출**은 위장, **계지**는 기를 순환시켜 효과를 높인다. 계지 이외는 모두 이수약(利水藥)으로, 한의학에서는 이렇게 같은 계통의 생약을 사용하여 효과를 높이는 경우가 종종 있다. 오령산도 그 일례다.

 ## 한의학 08_
소청룡탕(小靑龍湯)

- **대응하는 복증** 위내정수, 심하비
- **효능 · 효과** 체력이 중등도 또는 다소 허약하며, 옅은 수양성 가래를 동반하는 기침, 콧물이 나는 사람에게 다음 증상이 나타날 때 : 기관지염, 기관지 천식, 비염, 알레르기성 비염, 부종, 감모(感冒), 화분증

'심하에 수기(水氣)가 있다' 위에 쌓인 수가 출구를 찾아 콧물과 가래로 분비된다. 이것도 수독 때문에 나타나는 현상이다. 한의학에서는 콧물과 가래 등의 분비물을 다음과 같이 구분한다.

- 수양성이며 색이 옅은 경우, 냉기에 의한 것
- 끈적하며 누런빛을 띠는 경우, 열에 의한 것

냉기를 동반한 투명한 콧물, 재채기, 눈물, 코 막힘 등이 있으면 소청룡탕을 쓰는 것이 기본이며, 비담이나 기관지 천식에 자주 쓰인다. 화분증에도 처방하는 약인데, 티슈를 한없이 뽑아 쓸 만큼 수양성 콧물이나 눈물의 양이 많을 때 효과가 좋다.

반대로 후자와 같이 열을 지닌 상태에서 따뜻하게 하는 한의약을 사용하면 증상이 악화될 수 있으므로 주의해야 한다. 콧물이 누런 점조(粘稠, 끈적하며 짙은 것)를 띠고, 가려움과 홍조가 강한 경우에는 열을 식히는 처방이 좋다. 같은 화분증이라도 냉한 상태인지, 열을 지니고 있는지에 따라 처방이 완전히 달라진다.

소청룡탕을 복용하는 경우는 수분을 과도하게 섭취하지 않도록 주의해야 한다.

일전에 기관지 천식인 어린이에게 소청룡탕을 복용하게 했더니 약 1개월 만에 증상이 반감했다. 그런데 그 이후로는 치료에 진전이 없어서 재차 문진을 했더니, 우유를 매일 1리터씩 마시고 있다는 것이었다. 엄마 딴에는 허약 체질을 개선하려고 신경 써서 먹인 것인데, 우유는 몸을 차고 축축하게 만드는 성질의 식재이기에 곧바로 마시는 것을 중단시켰다. 그러자 그 다음 주부터 발작이

전혀 일어나지 않아 건강을 완전히 되찾고 체육 수업에도 참가했다고 한다.

 처방 반하(半夏), 감초(甘草), 계피(桂皮), 오미자(五味子), 세신(細辛), 작약(芍藥), 마황(麻黃), 건강(乾薑)

처방명의 '청룡'이란, 군약인 마황을 뜻한다. 참고로 대청룡탕이라는 처방에는 마황이 더 많이 배합되어 인플루엔자 초기 증상에도 사용한다.

마황은 코 점막의 혈관을 수축시켜 코 막힘을 경감해 주는 작용을 하며, 계지와 함께 체표를 통해 땀과 함께 한사를 내보낸다.

세신은 건강과 함께 위를 따뜻하게 하여 수기를 바로잡는다.

건강은 생강을 말려서 건조시킨 것이다.

계피와 세신은 항(抗)알레르기 작용이 있다고 밝혀진 생약이다.

신맛이 나는 **오미자**는 수렴작용을 하고, **작약**과 함께 폐를 따뜻하게 하여 기침을 진정시킨다.

반하는 위(胃) 속의 수를 배출한다.

이처럼 각각의 생약이 서로 힘을 합해 몸을 따뜻하게 하여 불필요한 수기를 날려 보낸다.

한의학 09_
계지복령환(桂枝茯苓丸)

- **대응하는 복증** 어혈
- **효능·효과** 어느 정도 체력이 있고, 때때로 하복부통, 어깨 결림, 두
  중, 어지럼증, 열오름증으로 발에 냉기를 호소하는 사람에게 다음 증상
  이 나타날 때 : 월경 불순, 월경 이상, 월경통, 갱년기 장애, 혈의 도증,
  어깨 결림, 어지럼증, 두중, 타박상, 가벼운 동상, 기미, 습진·피부염,
  여드름

  계지복령환은 어혈의 처방 가운데 가장 많이 쓰이는 대표적인
처방이다. 계지복령환의 효능을 알면 어혈 때문에 생기는 광범위
한 증상에 응용할 수 있다.
  사실 나는 이 원고를 집필하던 중 교통사고를 당해 우반신 타
박과 우측 견쇄관절 탈구로 구급차에 실려 갔었다. 집으로 돌아와
복진을 해보니 아랫배 전체가 단단하고 특히 어혈 압통점이 닿기
만 해도 아파서 계지복령환에 의이인(薏苡仁, 율무)을 첨가한 계
지복령환가의이인과 통도산(通導散)을 복용했다.
  타박의 범위가 넓어서 2~3배량을 설사를 할 때까지 계속 복용
하자 통증이 싹 잡혔다. 사고 직후 급성 통증이 심해서 잠을 못 잤

다는 환자들 이야기를 많이 들었는데, 덕분에 잠도 잘 자고 경과도 양호했다. (사고 이튿날에는 일상으로 돌아와 원고를 계속 쓸 수 있었다.) 한의학을 공부하길 정말 잘했다고 생각했던 사건이다.

처방 목단피(牧丹皮), 도인(桃仁), 계피(桂皮), 복령(茯苓), 작약(芍藥)

목단피와 **도인**은 모두 어혈을 개선하는 작용이 강하며, 서로 협력하여 단단하게 굳은 어혈을 제거한다.

계피는 기를 순환시켜서 혈류를 개선하고 결과적으로 어혈을 몸 밖으로 배출하는 역할을 한다. **복령**은 어혈에 의해 생긴 여분의 수를 흡수하여 부종을 해소한다.

작약에는 적작약과 백작약이 있는데, 각기 효능이 다르다. 야생에서 자라며 껍질째 사용하는 적작약은 어혈을 제거하는 작용이 있다. 백작약은 재배종으로 껍질을 벗겨 가공한 것으로 근육을 부드럽게 해준다.

계지복령환은 어혈을 개선할 목적으로 하는 처방이므로 적작약을 쓰는 것이 적합하다.

한의학 10_
대시호탕(大柴胡湯)

- **대응하는 복증** 흉협고만, 심하급(심하부가 당긴다)
- **효능 · 효과** 체력이 충실하고, 옆구리부터 명치 부근에 걸쳐 답답하며, 변비의 경향이 있는 사람에게 다음 증상이 나타날 때 : 위염, 상습 변비, 고혈압과 비만에 동반된 어깨 결림 · 두통 · 변비 · 신경증 · 비만증

흉협고만(胸脇苦滿)에 사용하는 시호제는 체질에 맞는 강도의 처방을 고르는 것이 중요하다. 대시호탕은 시호제 중에서도 체력이 충실한 실증에 적합한 처방이라고 할 수 있다. 흉협고만과 함께 소화관에도 열이 차 있으며, 복진을 해보면 오른쪽뿐 아니라 왼쪽 늑골 밑의 명치까지 뻐근한 경우도 있다.

대시호탕의 원전인 《상한잡병론(傷寒雜病論)》에는 대소를 붙여 제시하는 처방이 많이 있다. 대시호탕 · 소시호탕도 그중 하나이며 그밖에 대청룡탕 · 소청룡탕, 대건중탕 · 소건중탕, 대승기탕 · 소승기탕 등이 잘 알려져 있다.

'대'가 붙어 있는 처방은 '소'가 붙은 처방에 비해 공격적이며 주로 실증에 가까운 병태에 쓰인다. 반대로 '소'가 붙은 처방은 주로 허증에 더 가까운 병태에 쓰인다. 그래서 《상한잡병론》에는 어느

쪽을 쓸 것인가 고민되는 경우, 일단 '소'를 써서 상태를 보고 효과가 없으면 '대'로 바꾸라고 나와 있다.

대시호탕은 다이어트 처방으로도 제품화되어 있는데, 스트레스에 따른 과식이 원인인 비만에 효과가 좋다. 스트레스로 과식을 하면 위장에 열이 차고 그 열이 다시 식욕을 불러일으켜 또 과식을 하게 되는 악순환에 빠진다. 그 악순환을 끊어주는 처방이 대시호탕이다.

 처방 시호(柴胡), 황금(黃芩), 대황(大黃), 지실(枳實), 작약(芍藥), 반하(半夏), 생강(生薑), 대조(大棗)

시호와 **황금**은 협력해서 염증을 가라앉히고 흉협고만을 해소한다. **대황**은 변통을 도와 소화관의 열을 식히고 노폐물을 배출한다.

단, 제조사별로 대황이 들어간 것과 아닌 것이 있다는 점에 주의해야 한다. 대황의 유무는 처방의 구성에 큰 영향을 준다. 대황이 들어간 처방이 너무 강할 경우는 대황이 들어가지 않은 '대시호탕거대황(大柴胡湯去大黃)'을 선택하기도 한다. 대시호탕을 복용하고 싶은데 무른 변이 나오거나 설사를 할까봐 걱정될 때도 이 처방을 시도해보자.

지실은 탱자나무의 덜 익은 열매로, 기를 강력하게 흘려보내는

'파기(破氣)'라는 작용이 있어서 작약과 함께 심하의 답답함을 해소한다.

반하, 생강, 대조는 위장의 상태를 바로잡는다.

◎ 한의학11_
시호계지탕(柴胡桂枝湯)

- **대응하는 복증** 흉협고만, 심하비, 복피구급
- **효능 · 효과** 체력이 중등도 또는 다소 허약하며, 대부분 복통을 동반하고, 때때로 미열 · 한기 · 두통 · 구토감이 있는 사람에게 다음 증상이 나타날 때 : 위장염, 감기 중기에서 후기의 증상

시호계지탕도 시호가 배합되며 그 응용 범위가 넓어 다양한 증상에 쓰인다. 흉협고만에 심하비와 복직근의 긴장이 더해진 '심하지결(心下支結)'이라는 복증에도 많이 사용된다.

시호계지탕은 '부재 시 처방'이라는 속칭이 있다. 한의학을 잘 모르는 사람에게 약국을 잠깐 맡길 때, 일단 어디에나 듣는 이 처방을 내도록 하면 된다는 이야기에서 붙여진 이름이다. 그만큼 널

리 쓰인다. 나도 한의학을 시작했을 무렵 자주 썼는데, 위장의 증상 때문에 생기는 피부염, 우울 증상, 불명열(不明熱) 등 다양한 증상에 효과가 있다.

　어느 복증인지 명확하지 않을 때는 전문가와 상담한 뒤 일단 시호계지탕을 복용하며 상태를 관찰하는 것도 좋은 방법이다. (하지만 상태가 호전되지 않으면 반드시 의료기관에 가서 상담하자.)

처방

[계지탕] 계지(桂枝), 작약(芍藥), 대조(大棗), 감초(甘草), 생강(生薑)

[소시호탕] 반하(半夏), 황금(黃芩), 시호(柴胡), 인삼(人蔘) (대조, 감초, 생강)

────────────────

※대조, 감초, 생강은 두 처방에 공통

　소시호탕만 쓸 수 있는 범위는 좁지만 계지탕이라는 처방이 더해지면 약효가 순해져서 쓸 수 있는 범위가 넓어진다. 계지탕은 《상한론》의 맨 처음에 나오는 처방으로, 체표를 지키는 장벽과 같은 작용을 하는 '**위기(衛氣)**'를 강하게 해준다.

　시호계지탕은 체표의 위기(태양병의 부위)를 강하게 해주고, 소화관(양명병의 부위)과 횡격막 주변(소양병의 부위)의 부조를 망라하는 처방이라 할 수 있다.

제5장

누구나 할 수 있다!
배의 셀프케어

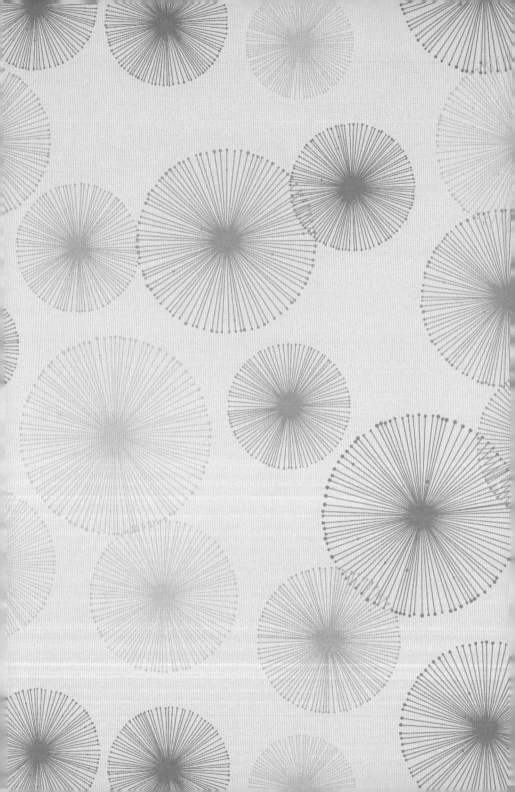

◎ 셀프케어로 배를 지키자

예방편에 해당하는 제5장에서는 일상적으로 할 수 있는 셀프케어를 정리해서 소개한다.

예컨대 더위를 타며 땀을 많이 흘리는 사람인데 배를 만져보면 차가운 경우가 종종 있다. 명치에서 배꼽 위 부근까지 차갑다면 위(胃)가 냉하다는 증거다. 위하수인 사람은 더 아래쪽에까지 찬 기가 느껴진다.

한의학에서는 기를 만들어 내는 장소는 '위'라고 보기에, 그곳이 냉하면 기를 충분히 만들어 내지 못해서 기허의 상태가 된다.

기허란 사람이 살아가는 데 필요한 에너지인 '기'가 부족한 상태를 말한다. 의욕이 생기지 않고 늘 무기력한 것, 쉽게 피로해 지는 것, 몸이 차고 감기에 잘 걸리는 것 등이 모두 기허의 증상이다.

이렇게 배가 냉할 때는 '따뜻하게 해주는 것'이 기본이다. 구체적으로 '뜸', '곤약습포', '습열포', '오일마사지' 등 집에서 손쉽게 할 수 있는 방법을 소개한다. 단 셀프케어도 무리는 금물이다. 기분이 좋다면 지속하고, 맞지 않는다면 그만두자.

특히 몸이 냉해지는 시기에 이러한 셀프케어로 배를 따뜻하게 지켜주면 도움이 될 것이다.

◎ 냉기가 강한 사람은 '뜸', 결림이 강한 부위에는 '원피침'

설사를 하거나 배탈이 자주 나고 냉기가 강하다면 뜸을 뜨는 것이 좋다. 의료기기 등에서 여러 가지 종류의 뜸을 판매하고 있으니 쓰기 편리한 것으로 골라보자. 다른 셀프케어도 병용한다면 30분 이상 간격을 두고 실시하되 화상을 입지 않도록 각별히 주의한다. 입욕 직전·직후도 피하는 것이 좋다.

뜸에는 피부에 뭉친 쑥을 직접 올려서 뜨는 '**직접뜸**'과 피부와 쑥 사이에 받침이나 생강, 소금, 비파 잎 등을 두고 그 위에 쑥을 올려서 뜨는 '**간접뜸**'이 있다.

실패 없이 쉽게 할 수 있는 것은 간접뜸이다.

받침 위에 쑥이 붙어 있어서 필름을 벗겨내고 피부에 부착한 뒤 라이터로 불만 붙이면 된다. 뜨겁다 싶을 때 떼면 화상의 염려도 없

냉한 배에 효과적인 경혈

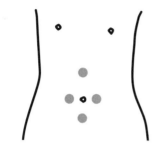

배의 경혈

[중완] 명치와 배꼽의 중간으로, 배꼽 위
4촌 되는 지점

[천추] 배꼽의 양옆으로 2촌 되는 지점

[관원] 배꼽 밑 3촌 되는 지점

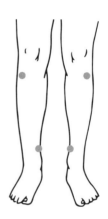

다리에 있는 배의 경혈

[족삼리] 무릎 바깥쪽, 접시뼈 밑에서
3촌 내려온 지점

[삼음교] 안쪽 복사뼈에서 3촌 정도
올라간 지점

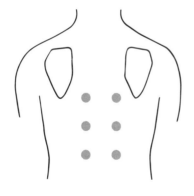

이 여섯 군데 뜨는 뜸을 '위의 육구'라
고 하는데, 지압을 해도 효과가 있다.
(위치가 조금 밀려도 상관없다.)

등에 있는 배의 경혈

모든 척추의 옆, 1.5촌(지폭 2개분)
바깥쪽에 있다.

[격수] 제7흉추 옆, 견갑골 하단을
이은 선상

[간수] 제9흉추 옆, 격수에서 척추
2개만큼 밑

[비수] 제11흉추 옆, 간수에서 척추
2개만큼 밑

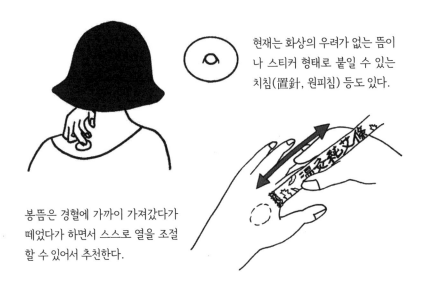

현재는 화상의 우려가 없는 뜸이 나 스티커 형태로 붙일 수 있는 치침(置針, 원피침) 등도 있다.

봉뜸은 경혈에 가까이 가져갔다가 떼었다가 하면서 스스로 열을 조절할 수 있어서 추천한다.

다. 여러 가지 종류가 있는데, 먼저 기본 유형으로 시작해서 아로마, 마늘 등이 배합된 것을 순차적으로 시도해 보면 좋을 것이다.

주택 구조상 연기에 화재 경보가 반응하거나 가족이 연기나 쑥 냄새를 싫어한다면, 연기가 나지 않는 타입을 선택하자.

봉뜸도 추천한다. 이것도 구매하기 쉬우며 사용법도 간단하다.

큰 담배 형태이며, 불을 붙여서 따뜻하게 하고 싶은 부위에 가까이 가져갔다가 떼었다가를 반복한다. (너무 오래 하면 저온 화상의 우려가 있으므로 주의하도록 하자.)

결림이나 통증에는 **원피침(스티커형)**도 좋다. 원피침은 스티커에 0.3~1.5mm의 아주 짧은 침이 붙어 있는 형태인데, 특수 금속으로 만들어진 입자 형태의 제품도 있다. 며칠 동안 (구체적인 일수는 설명서에 나와 있다.) 붙여두면 경혈이 자극되어 근육의 뭉침이 풀리고 혈의 흐름도 좋아진다. 입자 형태의 경우 피부에 침을 꽂지 않고 경혈을 자극할 수 있으므로, '침'이라는 것 자체에 거부감이 있는 사람도 안심하고 사용할 수 있다.

뜸은 잡화에 해당하여 의료기기나 인터넷으로도 구입할 수 있다. 타인에게 해주는 것은 위법이지만 자신의 몸에 뜸을 뜨는 것은 아무런 문제가 되지 않는다.

◎ 온기와 배출에 효과적인 '곤약습포'

몸을 따뜻하게 해주며 몸속 노폐물까지 내보내 주는 셀프케어다. 자연요법의 제1인자로 알려진 도조 유리코 선생이 발안한 방법으로, 저서 《가정에서 할 수 있는 자연요법 누구나 할 수 있는 식사와 치료법》에도 자세히 소개되어 있다. 나도 배를 따뜻하게 해주어야 할 환자에게 이 방법을 지도한 적이 있다. 온기가 잘 유지되고 재료인 '곤약'도 손쉽게 구할 수 있는 것이라 반가워했다.

단 사용한 곤약은 먹지 말아야 한다. 체내 노폐물을 흡수했기 때문이다. 도조 선생에 따르면 암 환자의 치료에 사용한 곤약이 이튿날에는 풀어진 상태로 수축되거나 부패한 냄새가 날 때도 있다고 한다. 사용한 곤약을 물에 담가두면 수축하여 단단해지므로 습포로써는 재사용이 가능하다.

곤약습포 만드는 법

❶ 곤약 두 덩이를 약 10분간 삶아서 한 덩이씩 수건으로 감싼다. 화상을 입지 않도록 주의하면서 수건 1~2장을 사용해 기분 좋은 온기가 느껴지도록 싼다. 배에 올릴 때 뜨겁다고 느껴지면 한번 떼었다가 잠시 후 다시 올린다. 반대로 별로 뜨겁지 않을 때는 세 번 접은 수건을 다시 펴서 두 번 또는 한 번으로 바꾸어 말아준다.

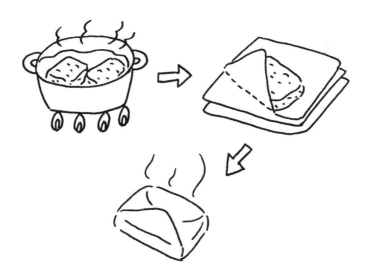

❷ 복부에 올리고 20분 정도 그대로 둔다. 곤약이 한 덩이일 때는 배꼽 위에, 두 덩이 준비되었을 때는 간장과 배꼽 밑 부위(배꼽 밑 단전 부근)에 올린다. 동시에 차갑게 적신 수건을 왼쪽 옆구리에 대어 식힌다. 이 방법은 '간온비냉'의 사고와도 합치된다. 한의학의 관점에서 보면 간은 혈이 풍부하게 있기 때문에 따뜻하게 하고, 비는 열을 지니고 있지 않아 차가운 상태를 유지하는 것이 이상적이다. 그렇기에 이처럼 곤약습포를 간장 위에 얹어 따뜻하게 하고, 비장 부분은 식혀주는 방식을 취하는 것이 이치에 맞는다고 볼 수 있다.

❸ 복부가 따뜻해지면 엎드려서 등의 양쪽 신장 부위를 따뜻하게 한다. 이때 발바닥도 따뜻하게 하면 좋다.

❹ 마지막으로 따뜻해진 부위를 찬 수건으로 1분간 식혀서 진정시킨다.

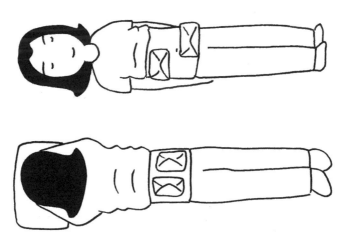

◎ 재사용할 수 있다! '습열포'

면포에 쌀겨, 쌀, 소금 등을 채워 전자레인지로 따뜻하게 데운다. '습열포', '현미손난로' 등의 이름으로 시판되고 있는데, 손수 만들면 재사용할 수 있어서 매우 편리하다.

사용법은 간단하다. 만들어진 습열포를 전자레인지에 넣고 2~3분 돌려 곤약습포와 동일하게 배에 올리면 된다. 곤약습포나 습열포의 열은 습기를 머금고 있는 '습열'로 몸의 심부까지 침투해 우리 몸을 촉촉하고 따뜻하게 해준다. 냉기가 심할 때는 배에만 하지 말고 엎드려서 천골도 따뜻하게 해주면 효과가 더 좋다.

'습포'와 달리 손난로나 전기담요 등은 몸을 건조하게 하는 '건열'이다. 그래서 쉽게 건조해지는 체질이라면 지양하는 것이 좋다. 특히 잘 때 전기담요를 사용하면 몸에 필요한 수분과 혈액이 소모되어 건조함 때문에 생기는 피부 트러블이나 냉기 때문에 나타나는 증상이 더 진행될 수 있다.

습열포는 20~30분 정도 온기가 지속되다가 서서히 식기 때문에 그대로 잠들어도 저온 화상의 염려가 없다. 따라서 잘 때 배 위에 올려놓으면 좋다. 냉기 탓에 불면에 시달리는 사람도 푹 잘 수 있게 해준다.

습열포 만드는 방법

❶ 원하는 크기의 천을 준비한다. 현미를 넣을 수 있을 만큼의 입구만 남기고 봉투 형태로 꿰맨다.

만들 때 내용물을 넣을 주머니 색깔과 모양도 생각해보면 재미있다. 빨강이나 분홍 등 따뜻함이 느껴지는 색으로 골라도 잘 어울리지 않을까? 단, 전자레인지로 가열하므로 면이나 마와 같은 천연 소재여야 한다. 탈 위험이 있는 화학섬유나 금사 따위의 금속사가 들어간 천은 사용하지 않도록 주의하자.

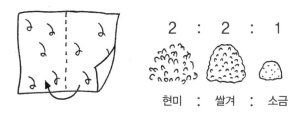

현미 : 쌀겨 : 소금

❷ 주머니 속에 현미와 쌀겨, 소금을 넣고 넘치지 않도록 입구를 맞춰서 봉하면 완성된다.

현미 : 쌀겨 : 소금의 분량을 2 : 2 : 1의 비율로 섞는 것이 기본이다.

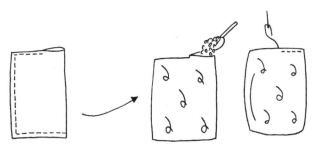

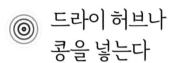

드라이 허브나
콩을 넣는다

쌀겨의 냄새가 맞지 않는 사람은 쌀겨 대신 라벤더나 캐모마일 따위의 드라이 허브를 넣어 만드는 방법도 있다. 또 쑥이나 비파 잎을 말려서 잘게 썰어서 넣어도 좋다. 특히 뜸을 뜰 때도 사용하는 쑥에는 몸을 따뜻하게 하는 작용이 있어서 습열포의 재료로도 아주 좋다.

더 쉬운 방법은 대두, 팥, 검은콩 등 콩을 이용해 만드는 것이다. 오래된 콩도 상관없다. 알이 작다면 한줌 정도 분량을 천으로 만든 작은 주머니에 넣고 전자레인지에 1~2분 돌려서 사용한다.

배의 통증을 동반한다면
'오일 마사지'

피부가 건조하고 월경통·복통을 동반하는 경우 오일 마사지가 효과적이다. 통증이 배에만 있을 때는 오일 1티스푼 정도로도 충분하다. 시계 방향으로 둥글게 마사지를 하자.

여유가 있다면 오일을 더 추가하여 다리 전체를 마사지하면 냉기 해소에 더욱 효과가 있다.

마사지 오일 만드는 법

'타이하쿠(太白) 참기름'을 100도 이상으로 가열한다. 식혀서 병에 담으면 준비가 끝난다. 타이하쿠 참기름이란, 참깨를 볶지 않고 저온압착 방식으로 짠 참기름으로 무미무취가 특징이다. 이렇게 식용 타이하쿠 참기름을 가열해서 마사지 오일로 사용하는 것은 인도의 전통의학 아유르베다의 요법이다. 화장용이나 마사지용 오일이 안 되는 것은 아니지만 그 경우 첨가물이 들어가지 않은 유기농 제품을 선택하도록 하자.

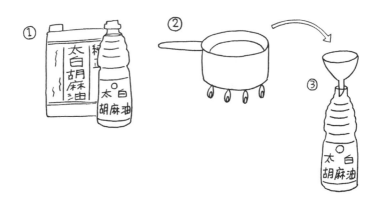

핸드 힐링
(약손)

가장 손쉬운 배의 셀프케어는 핸드 힐링(약손)이다.

통증을 가라 앉혀주는 '약손'의 존재는 세계 공통일 것이다. 어렸을 때 대부분 '약손'을 받았던 경험이 있을 텐데, 아프거나 불편한 부위에는 어른도 자연히 손이 가는 법이다. 이것은 손에서 나오는 '기'가 통증을 완화시켜 주기 때문이라고 알려져 있다.

또 '약손'은 몸뿐 아니라 내면을 치유하는 효과도 있다. 핸드 힐링 시술을 받다가 때로 눈물을 흘리는 환자도 있다. 자신의 배에 할 때는 심하(명치)와 단전(배꼽 밑)에 손을 대고 복식 호흡을 천천히 되풀이하면 좋다.

익숙해지면 대개는 이상이 있는 부위에 닿았을 때 손바닥에 뜨끔뜨끔하는 감촉이나 찬기를 감지할 수 있다. 그런 부위에는 손을 조금 오래 머무르게 하자.

복진 후 핸드 힐링 하는 것을 일과로 삼으면 어떨까?

column ③ 한방의 유파

한방에도 "유파"가 있다는 사실을 아는가?

일본 한방의 유파는 크게 다음 세 가지로 분류할 수 있다.

- 고방(古方)파
- 후세방(後世方)파
- 절충(折衷)파 (전자 두 가지를 합한 것)

고(古)는 옛 시대[한(漢)], 후세(後世)란 그 이후의 시대(금원시대 이래)를 가리킨다. 모두 일본에서만 쓰이는 명칭으로 실제로는 후세방파 의학이 먼저 일본에 널리 퍼지고, 후에 고방파가 알려지게 되었다.

후세방파란, 무로마치 시대에 다시로 산키(田代三喜)가 중국의 이주(李朱)의학을 공부하고, 그 의술을 일반에게 널리 실시한 것이다. 그 후 마나세 도산이 다시로 산키로부터 이주의학을 배워 일본에서 쉽게 활용할 수 있도록 전파했다. 이 두 사람은 그 공적을 인정받아 '일본의 의성(醫聖)'이라고 불린다. 도산류 의학은 에도 전기에 가장 융성했다. 음양오행이론을 기초로 하는 도산류는 약도 개별 맞춤형으로 처방했다. 그러나 습득하는데 상당한 공부와 수행이 필요했다. 그 후에도 시대 중기가 되자 유학자 이토 진사이에 의해 옛것을 다시 보는 '복고주의'가 유행했다. 의학계에서도 나고야 겐이가 복고설을 제창하면서, 의술도 이주의학보다 옛 시대의 서적인 《상한잡병론》으로 되돌아가야 한다는 움직임이

일었다. 그러한 복고주의 흐름 하에서 이윽고 의학계에 등장한 이가 요시마스 토도(吉益東洞)였다. 사용하는 교과서는 기본적으로《상한잡병론》뿐이었고, 후세방에 비해 이론도 단순했다. 이것이 크게 유행할 수 있었던 요인으로 보인다. 이후 이 두 가지 유파를 구별하기 위해 상한론계 의학을 '고방', 이주의학 계통의 의학을 '후세방'이라고 부르게 되었다. 후에는 고방·후세방 양쪽의 장점만을 채용한 '절충파'가 출현했다. 와다 토가쿠, 아사다 소하쿠 등이 있다.

한방 매니아용!?
체질 진단으로 치료하는
한방 '잇칸토의학'

잇칸토의학이란?

여기까지 본편이었는데 어땠는가?

여기서부터는 오늘날에는 잘 사용하지 않지만, 복진을 포함한 한방의 재미를 전하기 위해 일본의 '잇칸토의학(一貫堂醫學)'을 소개하려고 한다.

지금까지 소개한 한의약도 등장하는데, 처방할 때의 생각이 다르다. 그 차이를 즐기며 읽기 바란다.

- **고대 히포크라테스** 의학 혈액, 점액, 황담즙, 흑담즙의 4체액설이 근간을 이룬다.
- **인도의 아유르베다** 트리도샤 이론을 이용해, 바타(풍), 피타(불), 카파(수)의 체질로 분류한다.
- **한국의 사상의학** 태양인, 태음인, 소양인, 소음인 등 네 가지 체질이 있다.

이렇게 발상지도 시대도 다른 세 가지 의학대계에는 사실 공통점이 있다. 바로 체질로 분류하는 의학이라는 점이다. 일본에서는 잇칸토의학이 이에 해당한다.

◎ 창시자
모리 도하쿠 선생에 대하여

잇칸토의학의 창시자 모리 도하쿠(森道白, 1867~1931년) 선생은 강호막부(江湖幕府) 말에 태어나 메이지 · 다이쇼 · 쇼와에 걸쳐 한방계에서 활약했다. 어려서 양아버지를 여의고 어머니와 함께 에도로 나와 대모갑 세공으로 생계를 유지하다가 산과(産科)의 명의에게 사사할 기회를 얻어, 3년간 의학을 공부했다.

그 후 시미즈 료사에게 의술을 배웠는데, 어느 날 갑자기 시미즈 료사가 먼 길을 떠나 35세의 나이에 그 뒤를 잇게 된다.

그 탁월한 의술을 배우고 싶어 그의 밑으로 많은 의사, 약사, 침구사 등의 문하생이 모여들었다고 한다. 그중에는 야카즈 가쿠, 야카즈 도메이, 이시노 노부야쓰, 오구라 도에키, 다케야마 신치로, 니시사와 미치미츠루 등 이후 쇼와 한방계를 리드하게 될 이들도 줄을 이었다.

또 사회적 활동에도 힘을 쏟았다. 인심의 퇴폐를 우려한 동지와 함께 '일본불교동지회'를 창설하여 사회구제운동도 했고, 기관지 〈종의 울림〉에 무상 치료권을 수록해 빈곤자 구제 활동에 앞장섰다고 알려져 있다.

◎ 특색은 '삼대증'과 '오처방'

잇칸토의학의 특색은 체질을 세 가지로 분류하는 '삼대증(三大證) 분류'와 그 체질에 따르는 '오처방(五處方) 운용'에 있다. 그 우수성은 현재 앓고 있는 병의 치료를 넘어 장래 걸리기 쉬운 병을 예측하여 예방하는 '양생(養生)'에 응용할 수 있다는 점에 있다.

삼대증이란

인간의 체질이 다음 세 가지 중 하나라고 보는 사고(思考)다.

- **장독증(臟毒證) 체질** 노폐물이 몸의 장기에 축적되기 쉬운 체질
- **어혈증(瘀血證) 체질** 어혈이 원인인 병에 걸리기 쉬운 체질

- **해독증(解毒證) 체질** 해독이 필요한 체질

오처방이란

삼대증 각각에 대응하는 한약은 다섯 가지가 있다. (해독증 체질만 연령대를 구분하여 세 가지 처방이 있으며 합해서 오처방이 된다.)

- **장독증 체질에는** 방풍통성산(防風通聖散)
- **어혈증 체질에는** 통도산(通導散)
- **해독증 체질에는** 유년기는 시호청간탕(柴胡淸肝湯) / 청년기는 형개연교탕(荊芥連翹湯) / 장년기는 용담사간탕(龍膽瀉肝湯)

오처방에 대해서는 모리 선생의 이런 일화가 남아있다. 한 소녀를 보더니 모리 선생은 "이 아이는 장래 결핵에 걸릴 테니 지금부터 시호청간탕(소아의 해독증 체질에 처방)을 먹이세요"라고 말했다.

그런데 부모는 이 이야기를 흘려들었고 결국 그 소녀는 결핵에 걸려 죽었다. 게다가 소녀의 여동생도 똑같이 결핵으로 죽었다.

그제야 부모는 모리 선생의 말을 떠올렸고 셋째에게 시호청간탕을 먹이자 결핵에 걸리지 않고 건강하게 자랐다고 한다.

즉 오처방이란 이른바 체질을 개선해 주는 처방이다. 이것을 복용함으로써 여러 가지 병에 강해진다. (감기나 감염증 등 급성병을 물리친다.) 또 예컨대 증상이 나타났다 하더라도 체질에 맞는 처방을 알고 있으면 바로 대응할 수가 있어서 중증화를 막을 수 있다.

그렇다면 삼대증에 대해서 구체적으로 알아보자.

◎ 장독증의 성질

성질 장독증 체질(방풍통성산증)이라고 한다.

장독이란 체내의 독에 대한 명칭으로, 네 가지 독[풍독, 식독, 매독(혈독), 수독]이 일상생활 속에서 축적되어 병에 쉽게 걸리는 체질이다.

이러한 체질을 가진 사람은 다음과 같은 특징이 있다.

- 배꼽을 중심으로 복부가 팽만하다. (이른바 '사장님 뱃살')
- 피부가 누런빛을 띠는 경우가 많다.

- 유년기~청년기에는 비교적 병에 걸리지 않고 건강하다.

- 청년기나 장년기에 다양한 열성질환(염증, 발열 등)에 걸리기 쉽다.

- 장년기 이후는 동맥경화증, 뇌일혈, 신경통, 신장질환, 당뇨병, 치질 등
  의 질환을 앓기 쉽다.

- 천식에 걸리기 쉽다.

처방 배가 볼록하게 나온 이른바 '메타볼릭신드롬'인 사람은 이
체질에 속하는 경우가 많다. 이러한 체질에 효과가 있다
고 알려진 '방풍통성산'은 시판 약 형태로 드러그스토어에서 판매
하면서 각광을 받게 되었다. 내장 지방을 없애준다. (위장의 작용
을 바로잡아 과식과 폭음 폭식에 의한 지방의 축적을 억제한다.)
알려져 있다.

◎ 어혈증의 성질

성질 어혈증 체질(통도산증)이라고 한다. 어혈이란 기 · 혈 · 수
가운데 혈이 흐름이 정체된 상태다. 본래는 거침없이 흘

러가야 할 피가 어떤 원인으로 원활하게 흘러가지 못하는 상태 또는 그 혈액을 가리킨다. 어혈증 체질인 사람에게서는 다음 증상이 나타나는 것이 특징이다.

- 비만에 얼굴이 붉은 이른바 '적귀(赤鬼)형'
- 손발톱과 입술에 검붉은기가 돈다.
- 두통, 두중, 어지럼증, 열오름증, 귀울림, 어깨 결림, 동계, 뇌일혈, 편마비, 동맥경화증, 간장병, 치질, 신경성 질환, 비뇨생식기 질환, 충수염, 심장병, 요통

처방 잇칸토의학에서는 어혈증에 '통도산'을 처방한다. 어혈에 관해서는 제3장에서 소개했는데, 통도산은 후세방에서 어혈을 제거하는 작용이 특히 강한 것으로 유명한 한의학이다.

본래 타박 후의 동통·부기를 빼주는 효과가 있다고 알려져 있다. 험한 이야기이지만 '채찍질·곤장'의 형으로 반죽음 상태가 된 사람에게 쓰였던 처방인데, 이것을 응용해서 어혈이 원인인 순환기 질환, 부인과 질환의 증상에 사용하게 되었다고 한다.

《만병회춘》[중국 명대의 명의 공정현(龔廷賢)의 대표작. 일본에는 에도시대 초기에 전해졌다]에는 다음과 같이 기재되어 있다.

'질박(跌撲), 손상이 지극히 중하여 대소변이 통하지 않고, 즉

혈이 흩어지지 않는다. 두복(肚腹)이 팽창하고 심복을 올라와 공격하니, 민란(悶亂)하여 죽음에 다다른 자를 치료한다.' (통도산 《만병회춘》 절상문에 의거)

즉, 중증의 타박과 외상으로 생긴 어혈 때문에 대소변이 배출되지 못하고 사혈(혈전 등 어혈의 최종산물)이 역상하여 경우에 따라서는 죽음에 이르기도 한다. 통도산에는 변의 배설을 도와 어혈을 신속하게 배출시키는 작용이 있다는 뜻이다.

'유형의 괴', '무형의 괴'란?

《상한론》을 중심으로 하는 고방에서 또 다른 구어혈약으로 알려진 것에 '저당탕(抵當湯)'이 있다.

통도산과 저당탕의 차이에 대해서 앞서 언급한 《한방 잇칸토의학》에서는 이렇게 설명하고 있다.

- 혈에 유형의 괴가 있을 경우 → 저당탕
- 혈에 무형의 괴가 있을 경우 → 통도산

'유형의 괴'란 복진으로 어혈 압통점을 확인할 수 있는 응어리를 가리키는 것으로 보인다. 부인과계 질환에 자주 나타난다.

저당탕은 거머리나 등에 등 동물 생약이 들어간 강력한 구어혈제인데, 현재 일본에서는 거의 사용하지 않는다. 대신 계지복령환과 도핵승기탕이 쓰인다.

반면 '무형의 괴'란 생활습관병으로 생긴 어혈로, 몸 전체의 혈액에 문제가 있다고 할 수 있다. 복진으로는 압통점을 확인할 수 없는 경우도 있다. 순환기 질환과 그에 동반한 어깨 결림과 두통 등에도 쓰인다. 통도산 외에 관심이호방 등의 처방도 여기에 속한다.

◎ 해독증의 성질

성질 삼대증 가운데, 이 해독증 체질만이 연령대별로 각각 처방한다.

- 시호청간탕(유년기)
- 형개연교탕(청년기)
- 용담사간탕(장년기)

잇칸토의학에서 이 체질은 결핵성 질환에 걸리기 쉬운 특징이 있다고 본다. 그러나 현대에는 결핵에 걸리는 사람이 많지 않기 때문에 아토피성 피부염, 축농증, 신경쇠약, 중이염 등 알레르기성 질환이나 자율신경과 관련된 질환에 사용하는 사람이 많다.

처방 시호청간탕은 이른바 허약 체질인 아이에게 효과가 있다.

- 얼굴빛이 창백하거나 거무스름하다.
- 감기에 잘 걸린다.
- 기관지염
- 편도선염이 생기기 쉽다.
- 중이염을 일으키기 쉽다.

형개연교탕은 흰칠하고 피부가 거무스름하며, 체형은 마르고 근육질인 사람에게 효과가 있다. 젊은 남성 환자의 80%는 이 해독증 체질이다.

- 피부색은 거무스름 ～ 거무칙칙
- 청년시절 예민하고 우울한 인상을 준다.
- 장년은 근육질의 마른 체형
- 손과 발에 지한(脂汗)을 잘 흘린다.

• 해독증이 강한 사람은 피부에 희미하게 은빛 광택이 난다.

장년기 해독증 체질의 약 처방은 용담사간탕이다. 주로 부인병 (대하:분비물)이나 비뇨생식기 질환(음부의 습진, 비뇨기의 염증) 등 하초(위 아래쪽의 부위)의 질병에 자주 쓰인다. 청년기와 마찬가지로 피부가 거무스름하고 실증에 가까운 사람에게 적합하다.

주의 단 처방명이 똑같이 '용담사간탕'이더라도 제조사에 따라 잇칸토의학에서 사용하는 처방과《만병회춘》에서 제시한 처방(원방)은 그 내용이 다르므로 잘 구분해야 한다. 잇칸토의 처방은 운용 범위가 넓으며 상기 증상이 나타나기 쉬운 사람의 체질을 개선하는데 효과가 있다.

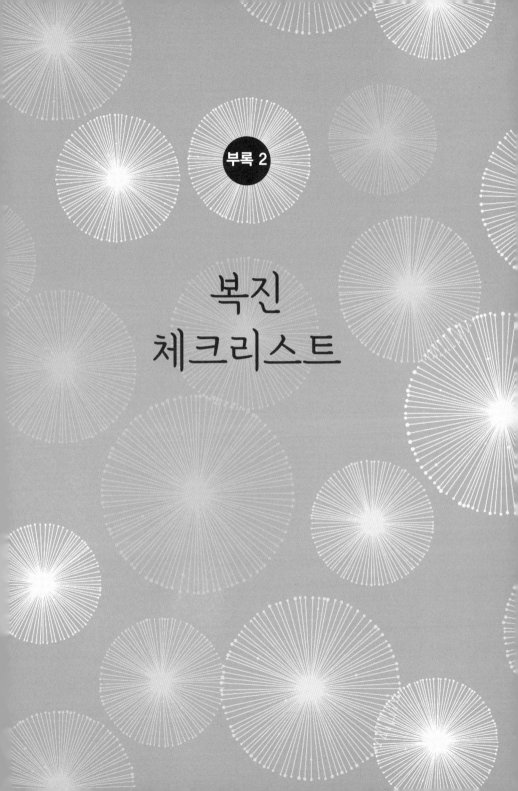

부록 2

복진
체크리스트

복진 체크시트 ❶

20 년 월 일   일상용

복진을 하고 나서 그 결과를 체크해 두면 자기 몸의 경향을 파악하기 쉽다. 또 한약을 처방받았을 때 복용 후의 경과를 확인할 때도 도움이 된다.
해당하는 복증이 있다면 체크해보자. (해당하는 항복이 있으면 복수 체크도 가능)

[체크 항목]

Q1 배를 만졌을 때 감촉은?

☐ 따뜻하다   ☐ 차갑다

☐ 딱딱하다   ☐ 부드럽다   ☐ 흐늘흐늘, 힘이 없다

Q2 두근거림과 박동은?

☐ 있다   ☐ 없다

Q3 피부 상태는?

☐ 매끈매끈   ☐ 푸석푸석   ☐ 거칠거칠(건조)

☐ 촉촉하다   ☐ 끈적거린다

Q4 피부색은?

☐ 푸르다   ☐ 붉다   ☐ 노랗다

☐ 하얗다   ☐ 검다

Q5 배를 누르면 통증(압통)이나 무언가가 만져지는가?

☐ 별로 없다   ☐ 통증이 있다

☐ 간지럽다   ☐ 응어리가 있다

Q6 만졌을 때 느낌은?

　　□ 좋지 않다　　　□ 기분이 좋다

Q7 배에 다음과 같은 부위가 있는가?

　　□ 일부에만 털이 나 있다

　　□ 쑥 들어가 있다

　　□ 솟아있다

Q8 체크 항목에 표시한 상태는 배의 어디에 있었는가?
　　그 지점에 X나 O 등으로 표시한다.

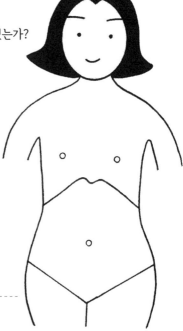

[자유기입란]

특이사항이 있다면 자유롭게 적어보자.

복진 체크시트 ❷

20   년   월   일   한의원 상담용

평소 체크를 하다 보면 신경이 쓰이는 증상이 있을 수 있다.

특히 한방약국 등에 상담하러 갈 때 이 시트를 꺼내 비슷한 증상이 있는지 체크해보자. 전문가가 진단을 할 때 이 정보가 도움이 될 것이다.

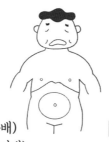

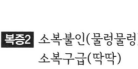

복증1 실만(큰북배)
       허만(개구리배)

☐ 배꼽을 중심으로 배가 단단하게 솟아 있다

☐ 말랑하며 힘이 없는 느낌. 배가 부풀어 있다

복증2 소복불인(물렁물렁)
       소복구급(딱딱)

배꼽 밑 단전 부근이

☐ 힘이 없고 누르면 흐늘흐늘한 느낌

☐ 딱딱하게 버티고 있다

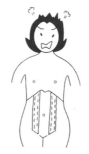

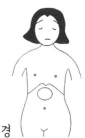

복증3 복피구급

☐ 복직근(배 앞쪽의 근육)이 경직되어 있다

복증4 심하비·심하비경

명치 부근이

☐ 답답한 느낌이다

☐ 답답하며 누르면 아프다

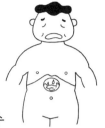

복증5 위내정수

□ 명치를 손가락 끝으로 가볍게 두드리
면 꿀렁꿀렁 하는 소리가 난다

□ 현기증, 메스꺼움, 콧물, 부종, 혀의
가장자리에 잇자국이 생기는 증상이
있고, 배가 부풀어 있다

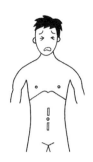

복증6 정중심

□ 배에 힘이 없다

□ 명치에서 배꼽 밑을 손가락을 더듬어
보면 연필심이 들어가 있는 듯한 감
촉이 있다

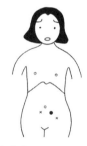

복증7 어혈

압통점(누르면 아픈 지점)이

□ 배꼽의 좌측 대각선 아래에 있다

□ 배꼽의 우측 대각선 아래에 있다

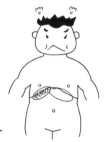

복증8 흉협고만

계륵부 가장자리(늑골의 아래쪽을 따라
있는)에

□ 압박감이나 불편한 느낌이 있다

□ 팽만감이나 부종, 누르면 저항감과
압통이 있다

[자유기입란]

특이사항이 있다면 자유롭게 적어보자.

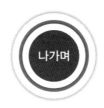

나가며

　전저《알기 쉬운 한방책 설진입문 혀를 보고, 움직이고, 먹어서 건강해진다!》에 이어 '한방 진단을 독자 여러분의 셀프케어(양생)에 활용할 수 있으면 좋겠다'는 바람에서 이책이 탄생했습니다.

　복진에 대해서 다양한 각도에서 다루었는데, 어떠셨나요?

　이 책이 독자 여러분의 셀프케어 지침이 되어 행복한 인생을 보내는 데, 도움이 된다면 좋겠습니다.

　우리는 단 한 순간도 혼자 살아갈 수 없습니다. 100조 개가 넘는 내장 세균 등 타 생명체에 의지하며 함께 살고 있습니다.

　이 책 또한 많은 사람들의 지원으로 출판에 이르렀습니다.

　연재 중일 때부터 계속 2인 3각으로 세심하게 도와준 아쿠츠와카나 씨. 매회 여성 모임 같았던 협의회는 즐거운 추억이 되었습니다.

　《설진입문》에 이어 전체 흐름을 보고 알맞게 편집해 준 시모무라 아츠오 씨, 귀엽고 잘 어울리는 일러스트를 그려준 이토 마사미 씨, 역사적인 내용 부분을 감수해 준 니시마키 아키히코 선생, 정말 감사합니다.

그리고 책이 완성되면 제일 먼저 보여주고 싶었던 은사 테라시 보쿠소 선생은 집필 중 세상을 떠나셨습니다. 테라시 선생께서는 복진을 직접 지도해 주며 한방뿐 아니라 인생 전반에 대해 가르쳐 주셨습니다.

테라시 선생은 제자들에게 '죽기 전에 반드시 책 한 권을 쓰라'는 숙제를 내주셨는데, 살면서 이렇게 즐거운 마음으로 숙제를 하기는 처음인 것 같습니다.

여러분께 깊이 감사를 드리며 천국의 테라시 보쿠소 선생께 이 책을 바칩니다.

히라지 하루미

만지면 알 수 있는

복진 입문

2019년 8월 16일 1판1쇄 발행

지은이 히라지 하루미
옮긴이 이주관 장은정

발행인 최봉규
발행처 청홍(지상사)
출판등록 1999년 1월 27일 제2017-000074호

주소 서울 용산구 효창원로64길 6(효창동) 일진빌딩 2층
우편번호 04317
전화번호 02)3453-6111   **팩시밀리** 02)3452-1440
홈페이지 www.cheonghong.com
이메일 jhj-9020@hanmail.net

한국어판 출판권 ⓒ 청홍(지상사), 2019
ISBN 978-89-90116-08-6   03510

이 도서의 국립중앙도서관 출판시도서목록(CIP)은 e-CIP홈페이지(http://www.nl.go.kr/ecip)와
국가자료공동목록시스템(http://www.nl.go.kr/kolisnet)에서 이용하실 수 있습니다.
(CIP제어번호: CIP2019025361)

혈관을 단련시키면 건강해진다

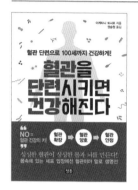

이케타니 토시로 / 권승원

이 책은 단순히 '어떤 운동, 어떤 음식이 혈관 건강에 좋다'를 이야기하지 않는다. 동양의학의 고유 개념인 '미병'에서 출발하여 다른 뭔가 이상한 신체의 불편감이 있다면 혈관이 쇠약해지고 있는 사인임을 인지하길 바란다고 적고 있다. 또한 관리법이 총망라되어 있다.

값 13,700원 사륙판(128×188) 228쪽
ISBN978-89-90116-82-6 2018/6 발행

얼굴을 보면 숨은 병이 보인다

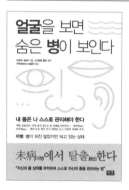

미우라 나오키 / 이주관 오승민

미우라 클리닉 원장인 미우라 나오키 씨는 "이 책을 읽고 보다 많은 사람이 자신의 몸에 관심을 가졌으면 하는 바람입니다. 그리고 이 책이 자신의 몸 상태를 파악하여 스스로 자신의 몸을 관리하는 방법을 배우는 계기가 된다면 이보다 더 큰 기쁨은 없을 것"이라고 했다.

값 13,000원 신국판(153×225) 168쪽
ISBN978-89-90116-85-7 2019/1 발행

혈압을 낮추는 최강의 방법

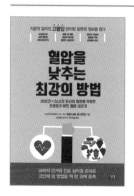

와타나베 요시히코 / 이주관 전지혜

저자는 고혈압 전문의로서 오랜 임상 시험은 물론이고 30년간 자신의 혈압 실측 데이터와 환자들의 실측 데이터 그리고 다양한 연구 논문의 결과를 책에 담았다. 또 직접 자신 혈압을 재왔기 때문에 혈압의 본질도 알 수 있었다. 꼭 읽어보고 실천하여 혈압을 낮추길 바란다.

값 15,000원 국판(148×210) 256쪽
ISBN978-89-90116-89-5 2019/3 발행

당뇨병이 좋아진다

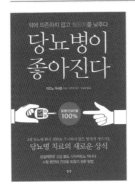

미즈노 마사토 / 이주관 / 오승민

당질제한을 완벽하게 해낸 만큼 그 후의 변화는 매우 극적인 것이었다. 1년에 14kg 감량에 성공했고 간(肝)수치도 정상화되었다. 그뿐만 아니라 악화일로였던 당화혈색소도 기준치 한계였던 5.5%에서 5.2%로 떨어지는 등 완전히 정상화되었다. 변화는 그뿐만이 아니었다.

값 15,200원 국판(148×210) 256쪽
ISBN978-89-90116-91-8 2019/5 발행

약에 의존하지 않고 콜레스테롤 중성지방을 낮추는 방법

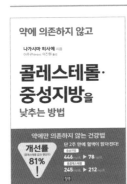

나가시마 히사에 / 이주관 이진원

일반적으로 사람들은 콜레스테롤과 중성지방의 수치가 높으면 건강하지 않다는 생각에 낮추려고만 한다. 하지만 혈액 검사에 나오는 성분들은 모두 우리 인간의 몸을 이루고 있는 중요한 구성 물질들이다. 이 책은 일상생활에서 스스로 조절해 나가기 위한 지침서다.

값 13,800원 사륙판(128×188) 245쪽
ISBN978-89-90116-90-1 2019/4 발행

의사에게 의지하지 않아도 암은 사라진다

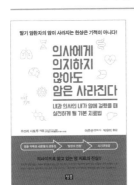

우쓰미 사토루 / 이주관 박유미

암을 극복한 수많은 환자를 진찰해 본 결과 내가 음식보다 중요시하게 된 것은 자신의 정신이며, 자립성 혹은 자신의 중심축이다. 그리고 왜 암에 걸렸는가 하는 관계성을 이해하는 것이다. 자신의 마음속에 숨어 있는 것이 무엇인지, 그것을 먼저 이해할 필요가 있다.

값 15,300원 국판(148×210) 256쪽
ISBN978-89-90116-88-8 2019/2 발행

수수께끼 같은 귀막힘병 스스로 치료한다

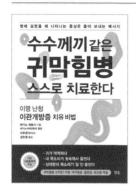

하기노 히토시 / 이주관 김민정

고막 안쪽이 '중이'라고 불리는 공간이다. 중이에는 코로 통하는 가느다란 관이 있는데, 이것이 바로 이관이다. 이관은 열리거나 닫히면서 중이의 공기압을 조절하는 역할을 하는데, 이 이관이 개방되어 있는 상태가 지속되면 생기는 증상이 이관개방증이다.

값 14,000원 국판(148×210) 184쪽
ISBN978-89-90116-92-5 2019/6발행

피곤한 몸 살리기

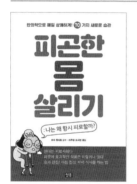

와다 겐타로 / 이주관 오시연

피로를 느낄 때 신속하게 그 피로를 해소하고 몸을 회복시키는 여러 가지 방법을 생활 습관과 심리적 접근법과 함께 다루었다. 또 식생활에 관해 한의학적 지식도 덧붙였다. 여기서 전하는 내용을 빠짐없이 실천할 필요는 없다. 자신이 할 수 있을 만한 것을…

값 13,500원 사륙판(128×188) 216쪽
ISBN978-89-90116-93-2 2019/6 발행

우울증 먹으면서 탈출

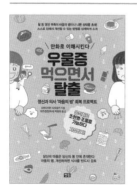

오쿠다이라 도모유키 / 이주관 박현아

매년 약 1만 명 정도가 심신의 문제가 원인이 되어 자살하고 있다. 정신의학에 영양학적 시점을 도입하는 것이 저자의 라이프워크이다. 음식이나 영양에 관한 국가의 정책이나 지침을 이상적인 방향으로 바꾸고 싶다. 저자 혼자만의 힘으로 이룰 수 없다.

값 14,800원 국판(148×210) 216쪽
ISBN978-89-90116-09-3 2019/7 발행

영업의 神신 100법칙

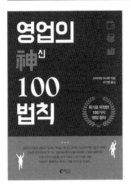

하야카와 마사루 / 이지현

자기 자신까지 완벽하게 설득할 수 있는 좋은 상품을 고객에게 정정당당하게 판매하는 최고의 아티스트다. 영업사원은 '자신이 신뢰할 수 없는 상품을 회사와 실적을 위해서 벌벌 떨면서 저자세로 팔아넘기는 악취가 진동하는 심부름꾼'이 절대 아니다.

값 14,700원 국판(148×210) 232쪽
ISBN978-89-6502-287-9 2019/5 발행

자기긍정감이 낮은 당신을 곧바로 바꾸는 방법

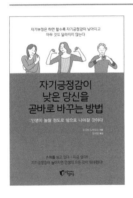

오시마 노부요리 / 정지영

자기긍정감이 높은 사람과 낮은 사람의 특징을 설명하고, 손쉽게 자기긍정감을 올려서 바람직한 생활을 할 수 있는 방법을 소개하고자 한다. 이 책을 읽고 나면 지금까지 해온 고민의 바탕에 낮은 자기긍정감이 있다는 사실을 알고 모두 눈이 번쩍 뜨일 것이다.

값 12,800원 사륙판(128×188) 212쪽
ISBN978-89-6502-286-2 2019/2 발행

알기 쉬운 설명의 규칙

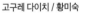

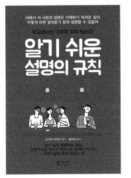

고구레 다이치 / 황미숙

실천 트레이닝을 포함해 '알기 쉬운 설명'을 위한 규칙에 대해 소개하고 있다. 이 규칙대로만 실행한다면 자신이 전달하고자 하는 바를 상대방이 누구든, 또 어떤 내용이든 알기 쉽게 전달할 수 있을 것이다. 자사 상품을 고객에게 더 잘 이해시킬 수 있다.

값 13,500원 사륙판(128×188) 244쪽
ISBN978-89-6502-284-8 2018/7 발행